趕走疼痛

中西醫學+運動復健+飲食調理

不用吃藥、打針、免貼藥布，

每天只需 5 分鐘簡單按摩、伸展、矯正姿勢，

全身各處痠痛輕鬆解決

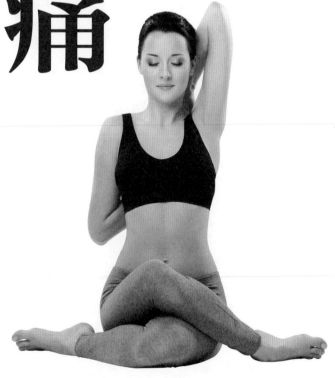

這裡痛、那裡痛？找對方法戰勝疼痛！

　　觀察進入「華人健康網」的網友，最常見搜尋的熱門關鍵字，非「疼痛」莫屬，都想藉此尋求止痛的答案。事實上，數以百萬的人深受各種疼痛所苦。

　　常聽到有人經常喊著：「這裡痛、那裡痛」，有時會被誤為「無病呻吟」；多數人竟然選擇隱忍。其實，疼痛，對於現代人已經如影隨形，卻容易被忽略，等到疼痛難耐才就醫，診斷發現已經「代誌大條」了。

　　疼痛，是身體在抗議，對你發出健康警訊。從常見頭痛、五十肩、肩頸痠痛、媽媽手、背痛、坐骨神經痛、關節炎疼痛，到足底筋膜炎……，人的一生中，多少都會遭遇。找出原因、對症治療，尋找止痛出路，其實一點都不難。

　　現在，你不必悲觀的跟疼痛和平共處，華人健康網的編輯團隊，精心編整此書，透過詳細解說與生動的內容，教你如何認識疼痛、管理疼痛、甩掉疼痛，從中西醫觀點，包括飲食、復健運動、穴位按摩到藥物治療……，找對方法，就能趕走疼痛、戰勝疼痛！

華人健康網總編輯

黃曼瑩

目錄

PART **3**

和平共處不容易，疼痛如何解套？

PART **4**

舒食療法：止痛，就從餐桌開始……

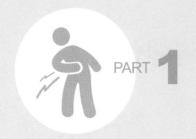

PART **1**

認識疼痛：
我的人生拒絕唉聲嘆氣！

　　現代人每天需要操煩的事情很多，所以認為疼痛可能只是小事一樁，但這種讓人混身不舒服，進而導致情緒低落或工作效率不彰的「小事」，久而久之就會變成大事了！因為這可能是一種警訊，是你的身體在對你下最後通牒，抗議你目前的生活、飲食習慣可能都不對勁，要你小心應對了……

　　所以，如何認識疼痛，這將是現代人一定要了解的健康課題，為自己身體的疼痛找出原因，尋求出路，這才是最有效的止痛之道！

✚ 身體為何總在隱隱作痛？

痛，其實是一種很難訴諸言語清楚描述的感受，有時可以持續忍受好幾天，但有時卻連撐上半秒鐘都嫌久，且看牙痛與腰痠背痛的比較便知，這的確是一種相當複雜的感受。

每個人對痛感的耐受程度差異很大，若是站在某種角度來體驗這種感受，其實是好的，例如你徒手拿起燒熱的鍋子，或是腳尖不小心踢到尖銳的東西等等，身體這時通常就會發出警訊，疼痛的感覺隨即而來，這就是身體在透過「痛」的感覺警告你：它遇上危險了，請你小心應付，立即排除！

而疼痛也是相當獨特且客製化的感覺，每個人的身體所能感受到疼痛都不一樣，會因人而異。甚至是面對疼痛的態度，也都與每個人的生活習慣及心理層面大有關係。例如你的飲食及生活習慣有可能造就出你個人獨享的一種疼痛，像是習慣性失眠者，偏頭痛可能就會找上你；習慣暴飲暴食、進食速度過快的上班族，胃痛肯定是身體的座上賓……，皆是明證。

上述這些症狀無非是在告訴大家，疼痛其實是可以預防甚至自我療癒的，只要避開亂源即可。而當疼痛不再被單純地認為是某些疾病的警訊或症狀時，處理疼痛的方式也就會不斷進步。有效了解疼痛以及它所可能造成的傷害，從中學習如何控制疼痛，不再讓疼痛制約你，你就能徹底跟它說再見。

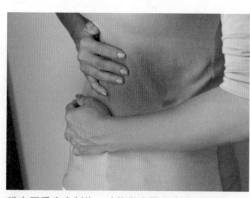

唯有不受疼痛制約，才能徹底擺脫疼痛的困擾。

傳遞痛感的 3 大來源

　　疼痛基本上來自於身體自成系列的生理機轉，主要由感覺接受器透過周邊神經、脊髓和大腦這三個構造來傳遞。

周邊神經：人體痛感的接受器

　　周邊神經包括手、腳部位，是由穿梭全身的神經纖維所組成的一個網路。連接這些神經纖維的末梢處，能夠感受身體不愉快的刺激，例如切割、燒燙甚至是壓力等，換句話說，這些周邊神經就是人體感受疼痛的接受器。

　　規模數以百萬計的周邊神經感覺接受器便存在於人體的皮膚、關節、肌肉以及內臟器官的

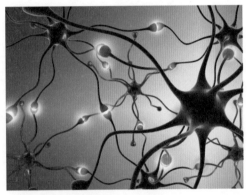

周邊神經是人體傳遞痛感的主要來源。

保護膜上，它們通常會聚集在人體比較容易受傷的部位，例如指尖及腳尖處，平均每 1 平方英吋的皮膚上約有 1,300 個疼痛接受器，皮下的肌肉，末梢接受器較少，位在肌肉層下的器官更少，這也就是為什麼用針刺手指頭時，會感覺比刺到其他部位還要痛上千百倍的原因，當疼痛接受器感覺到刺激時，就會沿著周邊神經發出訊號，並且迅速傳遞到下一個部位：脊髓和大腦。

脊髓：身體痛感的守門人

　　緊接著，當疼痛的訊息到達脊髓時，部分神經細胞將會決定是否要將這些訊息傳至大腦，例如燒燙傷、切割傷這一類可能會導致危險的劇烈疼痛，這時往往就會快速傳輸至大腦。許多止痛藥物或手段就是在脊髓的神經細胞做調

控，讓痛感不要傳達至大腦。而脊髓的神經細胞，也可以藉由啟動運動神經讓身體肌肉立刻反應，離開危險，藉以縮短反應時間，這就是一種身體反射作用。

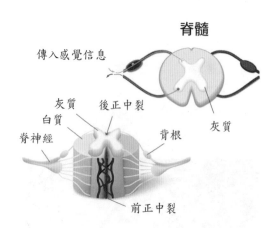

脊髓

傳入感覺信息

灰質
後正中裂
白質
脊神經
背根
灰質
前正中裂

大腦：了解與定位痛感訊息

一旦疼痛的訊息傳至大腦，痛感最先抵達的位置就是大腦視丘，這是一個位在大腦深部的訊息分類及轉運站，能夠很快了解疼痛訊息，同時將痛感傳送到大腦皮質層（大腦主管思考的部位）或是邊緣系統。邊緣系統會開始產生伴隨疼痛而來的情緒，例如焦慮、害怕或挫折感等，而這通常就是人體開始感覺疼痛的時刻⋯⋯。

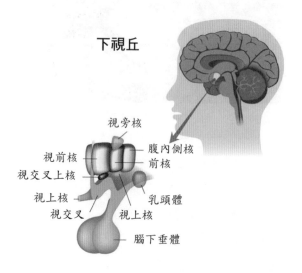

下視丘

視旁核
腹內側核
視前核
前核
視交叉上核
視上核
乳頭體
視交叉
視上核
腦下垂體

大腦皮質可以明確定位出受傷位置，評估受損程度並決定身體下一步的行動或反應，例如腳尖踢到異物，大腦會指示你移開腳尖上的壓力。此外，大腦皮質也會傳送其他重要訊息，例如割傷手指，大腦會指示自主神經系統控制血流，藉以運送額外的血液和營養來修護患部。此外，它也可以發送壓抑疼痛的化學物質，傳送停止痛感的訊息。

身體痛感的 2 大反應

隨著疼痛的訊息傳達到大腦後，身體會出現兩個機轉來決定如何反應這個疼痛，分別是：

1. 生理的感覺

疼痛其實會以許多不同的形式來呈現，例如被尖物戳中的刺痛、被重物擊打到的悶痛，或是燒燙傷的痛、被叮咬的癢痛等等。

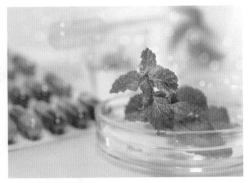

疼痛也分生理與心理的感受，相當複雜。

一般來說，被尖銳的物品戳中的痛感會比悶痛或持續性的痛更加難受，讓你倍感焦慮及害怕。

此外，因為疼痛也有等級之分，嚴重的疼痛可能會引發身體劇烈的反應，例如若有人藉由傷害自己希望引起別人的注意，這種嚴重的疼痛可能會引發嘔吐或肌肉痙攣等強烈的生理反應，讓整個人癱軟不起。

疼痛的位置也會影響你的生理反應，持續性的頭痛就會比膝蓋或關節處的疼痛或手指割傷等更讓人感到困擾，而這樣的程度往往便會反應在強烈的生理感官上，導致你無法專心工作、情緒越發低落等皆是。

2. 心理的調適

方才提到的是身體最直接的反應，接下來要探討的則是每個人的教養問題與疼痛之間的關聯性。例如情緒和心理狀態、過去面對疼痛的經驗、家庭教養和人生觀等，往往也會影響你如何看待疼痛這件事。例如某些輕微的感覺，在醫學上幾乎不能稱為疼痛的經驗，有時也會因為上述因素的干擾造成心理負擔，進而擴大成痛感，看牙醫便是最好的例子。牙醫師只要在你的嘴巴裡放進任何器械，相信每個人都會有如驚弓之鳥般覺得很痛，這就是明證。

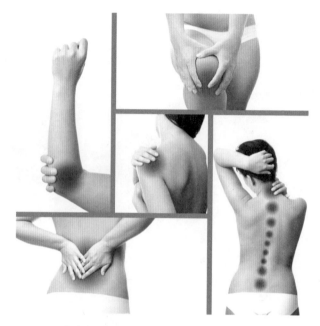

疼痛無法以科學數字量化管理，它既是某
種生理機轉也是一種心理調適。

　　但反過來說，正面的情緒也能幫助你減少疼痛的訊息傳遞，例如經過大
風大浪的退伍軍人在面對疼痛時，通常就會比一般民眾更顯從容，需要的止痛
藥也會少上許多，原因即在於他們認為這與他們過去所經歷的戰爭相比根本微
不足道，對他們而言，「咬緊牙關」是面對疼痛時必備的心理調適，所以讓他
們比一般人更能忍痛。

　　疼痛是一種機轉，也是一種調適，感覺既然無法透過科學來量化證明，那
麼何不試著以一些心理層面的調適或忍受來疏導。現代人其實是可以找到方法
與疼痛和平共處的，是誰說身體總在隱隱作痛？想要有效管理疼痛，且待下回
見分曉！

✚ 忍受痛？管理痛？遠離痛……

若有人隨口問你：「疼痛是需要忍耐的嗎？」相信只要自認已是個成熟大人，答案肯定都是 yes！只是，忍痛是對的嗎？身體出現不舒服的症狀，真的應該忍耐嗎？

以女性常見的生理痛為例，曾有醫學報導指出，成年婦女長期忍受經痛，這個壓力將導致腦部功能產生病變。此外，疼痛也可能使病情加劇，造成身體出現意外變化，例如心臟原本就有毛病，未來便有

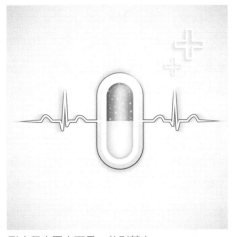

耐痛程度因人而異，差別甚大。

可能因為疼痛引發心肌梗塞。臨床上就曾經發生病人因為無法忍受疼痛而導致血壓瞬間飆高，進而造成顱內出血，最後不幸一命嗚呼的慘劇……。

此外，長期的疼痛更會導致個人情緒欠佳，生活品質下降，嚴重者甚至會無心工作，影響個人的財務狀況。由此可見疼痛對於個人的危害有多深。

屬於第五生命徵象　管理疼痛須及時

曾有醫師警告，人體若長期處在某種疼痛中，這將會誘發憂鬱症、焦慮症，有時甚至更糟……，如何妥善管理疼痛，將其控制在可接受或忍耐的範圍內，這才是正確的止痛之道！

臨床上不乏病患不堪病痛折磨因而尋死的例子，由此可知若不先解決疼痛

的問題，其他的醫療照顧都會打折扣，畢竟唯有降低痛楚感，患者才有意志力配合治療。且看「西方醫學之父」希波克拉底早在千年前就已清楚闡釋醫學的精神即在於：「醫療的任務不只是救人，還要減輕病人的痛苦。」

醫學理論中有所謂的「生命徵象」，依序分別為體溫、脈搏、呼吸、血壓及疼痛，通常醫護人員在醫師尚未開始做診斷前，首先要處理的就是降低患者的疼痛感。「國際醫學會」近年來也積極倡導「免於疼痛是基本人權」的觀念，闡述「控制疼痛」是醫護人員必備的專業訓練之一，並且為此制訂一套標準作業準則。英國「醫學總會」甚至制訂《優良臨床醫療指引》，明確指出「不論是否具有治癒療效，醫療人員必須提供病人減痛、免痛的醫療處置」，醫界對於疼痛管理的重視，可想而知。

反觀台灣，或許是民族性使然，病人總是習慣忍耐，加上常有醫護人員告誡病人「能忍就忍」、「止痛藥吃多了傷肝、腎」等，一般人先入為主地假設「藥吃多了會成癮」，種種因素導致台灣的病患總是在管理疼痛這個領域上，倍感吃力。須知止痛絕非只有服藥一途，生活當中還是有許多方法可以交替使用，透過緩解，慢慢強化耐受程度，進而與疼痛和平共處。

規律並正確用藥 無需擔心藥物成癮

承上述，其實只要劑量合理且經專業人員監督，病患根本無須擔心藥物成癮的問題。就像高血壓、糖尿病患者一樣，這都是需要長期服藥控制的文明病，同理可證，疼痛病人自然也要靠止痛藥來穩定、緩

解症狀，充其量只能說，這是一種治療，而非依賴。況且，醫護人員必須依照標準作業流程給藥，事前均需精算評估，藥物成癮的發生率其實微乎其微。

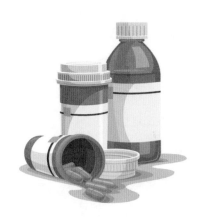

再者，不像高血壓、糖尿病等慢性疾病有具體數據做為參考指標，疼痛是一種主觀認定，每個人的感受程度差異甚大，A 君的 7 分痛感可能只是 B 君的 3 分；加上性別不同對於疼痛機轉、耐受度也不一樣，通常男性會比女性更耐痛。也就是說，治療疼痛必須客製化，醫生在治療病患的疼痛時，必須使用一種疼痛指數從 1 ～ 10 分的「疼痛量表」，由病人自行評估程度，若能將疼痛指數控制在 3 分以下，這就算是比較好的治療模式。

痛太久了易生幻覺　心理調適派上用場

截至目前為止，還是有很多部位的疼痛無法完全根治，但就治療的邏輯而論，只要能解除患者 6 成的痛感，這就可以算是有效的治療。倒是有些疾病因為具有頑抗性，明明已經治癒，但患者卻總覺得傷口並未痊癒，「幻肢痛」便是常在外科手術後發生的實例，病人手腳被截肢，傷口也早已癒合，但就總是覺得傷口還在隱隱作痛。

幻肢痛起因迄今未有定論，神經科學家曾經提出一個「神經發芽」理論來解釋這個後遺症：認為截肢後的患部神經仍在持續發芽生長，所以造成病患的痛覺不退。更有神經科學家指出，因為人的大腦會自動記憶過去的疼痛，手術後的病人更是敏感，所以只要環境一產生變化，例如溫差、情緒起伏等就會造成當時的記憶重現，疼痛便再度發生。簡單來說，這其實有點類似是一種「過敏」現象，唯有解決過敏源，才能根治。

目前也有一派學者認為，醫生除了治病也得同步處理疼痛，早發性的疼痛若能處置得當，痛覺神經便不會重複刺激腦部迴路，日後即不會演變成慢性疼痛。總之，疼痛是一種非常主觀的認定，只要你覺得它存在，它就是在！奉勸大家唯有認識它，預防它，管理它，才有機會成功遠離它！

疼痛評估量表

表 1　視覺類比量表（Visual Analogue Scale: VAS）

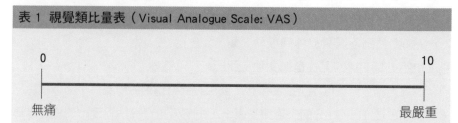

一條長度 10 公分的水平直線，以最左處為零點，代表完全無疼痛感；直線的最右端為所能想像中最嚴重的疼痛。患者依其對所感疼痛的程度在直線尺上標示（0 ～ 10）。這是一個以患者本身疼痛經驗來將疼痛的嚴重程度作一量化的表達，在不同患者的經驗或感覺中，疼痛可能在量表上便有全然不同的表達。這是一個患者自我比較的量表，患者藉此表達其對疼痛的經驗，而醫護人員可藉由此量表來了解患者的疼痛及治療的反應。

表2 笑臉圖疼痛量表（Wong-Baker Faces Pain Rating Scale）

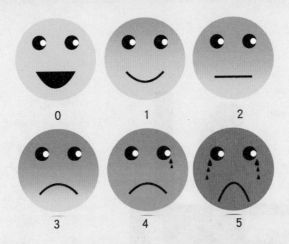

在一張紙上畫了 6 個卡通臉譜，由左到右依序是：很愉快的笑臉（0）、微微笑的臉（1）、有些不舒服的臉（2）、更多些不舒服的臉（3）、想哭的臉（4）、流眼淚大哭的臉（5），然後在臉譜下方標出 0～5，讓病童選出最能代表個人痛感的臉譜，以 0~5 來分別記錄所選擇的臉譜。

表3 數字疼痛強度量表（Numerical Rating Scale: NRS）

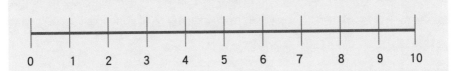

一條實際為 10 cm 的直線，在最左邊標出 0，最右邊標出 10 cm，當中每 1 cm 即畫出一條垂直短線，分別標出 1、2、3……，向病患解釋 0 代表都不痛，10 代表非常的痛，由左到右疼痛程度增加，讓病患用筆垂直畫出疼痛的感覺在幾公分處，並將所測量的 cm 值全數記錄下來。

➕ 有效管理疼痛，讓生活更美好

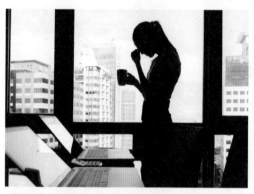

現代人生活壓力大，導致各種疼痛順勢而生。

話說疼痛有時可以忍耐，但有時卻讓人根本難以忍受，現代人在碰到身體發出痠痛的訊號時，往往為了省時間、怕麻煩，到藥房或藥妝店隨便購買痠痛貼布來貼在疼痛部位，或是購買跌打損傷的藥膏，在身上塗塗抹抹，一不小心，便可能發生患部的皮膚紅腫、搔癢等過敏症狀。又或是使用按摩器械來按摩患部，卻因無法深入到肌肉層，疼痛依舊難解。

還有一些人則是習慣聽網路上的傳言，到未經政府相關機構核定的推拿養生館等處拉筋、整脊，結果導致疼痛未解，二次傷害來襲，甚至傷筋動骨，嚴重者半身癱瘓的慘劇。此外也有人習慣服用止痛藥，甚至不依照安全指示來服藥，最後出現藥物副作用；抑或是服用非類固醇類的消炎止痛藥，導致腸胃不適甚至胃潰瘍等，狀況可說不勝枚舉。

聰明管理疼痛 有效維持健康

現代人生活壓力大，「疼痛管理」已成為一門顯學，更是每個人都需要面對的課題。疼痛基本上又可分為急性與慢性疼痛兩種，急性疼痛是身體健康的警訊，是人體的生理防禦機能與警報裝置，是對潛在傷病發出警訊的一種前兆，

在醫療上要找出的是疾病的根源，也就是治病。而慢性疼痛本身通常被認定就是一種疾病，要治療的則是疼痛本身。

現代人工作忙碌，尤其是職業婦女們，上班忙工作，下班忙打掃，不僅心理壓力大，生理上的筋骨、肌肉更是大喊吃不消，肩頸僵硬、全身痠痛不適等現象可說層出不窮。想要避免痠痛問題找上身，擺脫疼痛不適的糾纏，預防勝於治療，平時就應重視自我保健，為筋骨打造「痠痛不入」的金鐘罩鐵布衫。

許多婆婆媽媽們平時操勞家務，在過度彎腰、提取重物、搬動傢俱或是重覆性動作過多的情況下，一不小心就容易造成下背的組織肌力失衡、手臂關節肌肉發炎，引起造成腰痠背痛、上肢酸脹、無力等病症。

遵守生活 8 要點　腰痠背痛不上身

其實要擺脫上述症狀的困擾，遠離痠痛不適，除了在勞動時量力而為、善用輔助工具外，平時養成良好的生活習慣，加強肌肉的鍛鍊、避免不良姿勢，事前做好暖身運動也有助預防、降低肌肉傷害的發生，在此提供 8 大日常注意要點供大家參考，輕鬆避開痛源，遠離疼痛。

1‧ 建立良好飲食、生活習慣

日常生活養成固定、規律的運動習慣，以及避免吸菸免除體內囤積過多尼古丁讓脊椎血流變差，導致椎間盤退化，造成椎間盤突出等問題發生。

2‧ 避免發生意外扭傷、跌倒

長時間久坐的上班族，除了選擇高度、遠近適中的桌椅，建議在背後放一張靠墊來支撐腰部。隨時修正坐姿非常重要，建

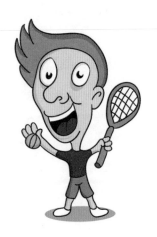

19

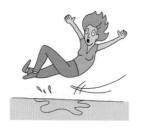

議將臀部位置儘量往後挪，讓腰部能靠著座椅最為合適。工作時，手肘應有支撐，以免手臂懸空造成肩頸的壓力。

3‧操勞家事前請先做好暖身

做家事前請盡可能伸展肩、背、肘、腕、腰、腿、膝等處可能使用到的肌肉、關節部位，藉以增加身體血液循環及柔軟度，避免受傷。建議可從簡單不費力的項目開始做家事會較為合適。

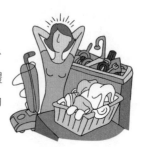

4‧選擇適當的家事輔助器材

除了打掃時戴上保護關節及腰部的護具外，患有頸椎退化相關疾病者，請盡量避免長時間仰頭工作，降低頸椎退化的發炎現象。而打掃天花板、窗戶等高處時，應使用長柄刷、梯子等輔助器材協助；至於腰背有骨刺者，則應減少搬動重物的機會，多利用推車。

5‧避免快速、劇烈動作及過勞

為避免同一個姿勢維持太久而造成重覆使力的傷害，建議每勞動 60 分鐘就要休息 10 分鐘，做做伸展操也好。若從事的是較費力的動作，建議不可持續超過半小時，並且應交替使用不同肌群較佳。若工作型態為必須長時間兩腳伸直站立，背部承受壓力過大者，不妨準備一張小凳子，可讓單腳輪流支撐踩站，也有助於降低不適症狀的發生。

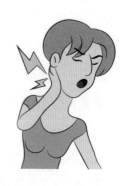

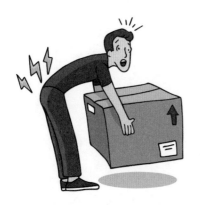

6. 勿彎腰駝背或以單手撐頭

　　從事任何行為時均應避免久站、久坐或維持同一姿勢過久，彎腰拾物前應先屈膝下蹲，藉以降低脊椎負擔。至於切菜、炒菜時記得手臂垂肘、放鬆、減小擺動幅度、舉鍋時更要雙手併用，這都有助於避免手臂肌肉、關節過度拉扯及使用。進行提取重物、搬動傢俱等負重工作時，更應避免扭轉軀幹，改以移動腳步來因應，這都有助於降低腰椎受傷的機率。

7. 避免患部承受更大傷害

　　一旦出現肌肉酸軟、疼痛等不適症狀時，應立即停止動作，以免患處承受更大壓力，形成嚴重損傷。

8. 避免過度肥胖造成負荷

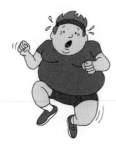

　　此外，保持體態也非常重要，若出現體重過重、腹部突出等問題，都會造成關節的壓力，增加人體背肌、腰椎的負荷。

健康 小叮嚀

若不慎出現肌肉痠痛等問題，建議多休息或以熱敷、泡澡等方式放鬆筋骨，有助緩解症狀、舒緩不適。但若除了痠痛外，患部更已出現紅腫、發熱，甚至在活動時還有劇烈疼痛等疑似扭拉傷狀況出現，建議應立即就醫，尋找專業醫師協助、治療，比較有保障。

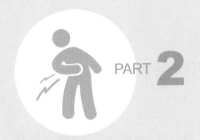

PART **2**

疼痛是警訊？
身體的抗議切莫輕忽……

現代人生活緊張，工作壓力大，加上過度使用 3C 產品當低頭族，不正確的姿勢佐以長時間的使用，自然造成全身各處容易出現痠痛，甚至因此提高罹患文明病的可能性。在正常情況下，身體只須休息就會逐步好轉，也就因此導致很多人對疼痛的發生習以為常，反而忽略疼痛背後可能還有另一重的意涵：健康狀況失調。

一般而言，慢性疼痛通常意味著身體某些部位的結構或機能失衡，可能是反覆性的傷害或退化所造成，雖不易處理，卻也不太會立即危及生命。反之，急性的疼痛則有可能是緊急狀況，切不可掉以輕心。

⊕ 身體在求救！
9 種疼痛警訊停看聽

　　人的一生與「疼痛」脫離不了關係。對人體而言，疼痛是一個警訊，提醒你身體的某個部位可能出現一些問題或病變，要想辦法解決或求醫才行。但是，對於一些已長期受到疼痛所苦的病患來說，痛已不是一種警訊，而是一種「折磨」，是比疾病本身還要可怕的東西。這種永無止盡的痛楚，若非親身經歷，實在很難體會。

　　如果沒有妥善治療疼痛，病人的生理和心理都將受到嚴重的折磨，無心工作進而失業，物質與精神雙方面都將受到巨大影響，甚至衍生惱人的家庭問題。對社會而言，這變成是一種成本，也是代價……。短暫的疼痛，可能吃個止痛藥或休息幾天就會復原；然而長期的疼痛，例如癌症或帶狀疱疹所帶來的疼痛，若未積極正確地治療，它可能就會跟著你一輩子，可說是無止境的惡夢，輕者造成病人長期性的焦慮、失眠、易怒，嚴重者可能會讓病人出現自殺的傾向，負面影響實在不容輕忽。

　　疼痛有時不只是簡單的症狀，而是身體發出的求救信號，忽視它可能會致命，以下幾種疼痛，一旦出現便需要立即就醫。

1. 頭痛

症狀：頭蓋肌肉收縮，導致出現悶痛或刺痛感。

警訊：腦出血（顱內出血）、腦梗塞、腦腫瘤以及腦炎等。

治療：導致腦梗塞的原因很多，因為心臟病而形成血栓（血塊），出現心房顫動等心律不整的人，就容易得腦梗塞。此外若是患有高血壓、屬於膽固醇質較高、動脈硬化、糖尿病的人，也需要特別注意，因為腦出血的最大原因就是高血壓。只要腦出現動脈瘤，就可能引起腦出血，這時一定要好好控制血壓，加以預防。

2. 短暫性胸痛

症狀：就像被一塊大石頭壓了一下，有時伴有莫名
的恐懼。

警訊：

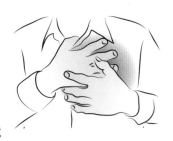

· 心絞痛或心肌梗塞。

· 這種疼痛的持續時間很短，但需要立即就
醫。心臟病發作在首次症狀出現 3 ～ 4 個
小時內的死亡率高達 50%。

治療：醫生會根據檢查結果，並結合患者自身情況，
決定藥物治療、介入治療或是心臟搭橋手術。

3. 腹部劇痛

症狀：一般感覺是腸如刀絞、胃如針紮、肚子裡好
像有子彈穿過等。

警訊：

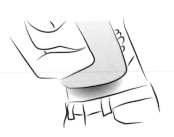

· 胃腸穿孔、闌尾炎、胰腺炎或膽囊發炎。

· 如果疼痛位於右下腹，白血球升高，那麼
可能是闌尾炎；如果疼痛位於上腹部，白
血球升高，可能是胃穿孔、膽囊炎引起的
疼痛；如果是胸骨下方疼痛，血液中的某
些消化酶含量升高，那麼可能是胰腺炎在
作怪。

治療：這些器官一旦發生嚴重的感染可能會致命，
所以要趕緊去看醫生。

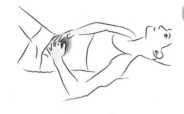

4. 腹股溝急性劇痛

症狀：就好像腰部以下部位被人踢中了，有時會
　　　伴隨腫脹感。

警訊：

- 　睾丸扭轉或附睾炎。
- 　如果睾丸扭轉在 4 ～ 6 個小時內接受治
　　療，通常可以挽救；12 ～ 24 個小時後，
　　有可能錯過治療時機。

治療：泌尿外科醫生能夠熟練地透過外科手術解
　　　決睾丸扭轉。如果僅僅是附睾感染，服用
　　　抗生素治療即可。

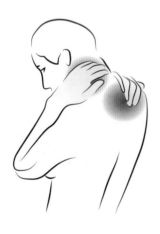

5. 背部激烈疼痛

症狀：腰部出現撕裂疼痛，無論是熱敷、休息或
　　　服用止痛藥等都無法緩解。

警訊：

- 　動脈瘤擴張或破裂。
- 　如果不是外力引起的，突然的劇烈後背疼
　　痛，可能是動脈瘤擴張或破裂的跡象。其
　　中最嚴重的是腹主動脈瘤，危險性非常
　　高，如果破裂，患者會在幾分鐘內死去。
- 　另一種可能是腎結石，會讓人痛不欲生。

治療：通過斷層掃描確定動脈瘤的情況，醫生會
　　　根據患者實際情況採取內科保守治療，或
　　　外科手術治療。

6. 大、小腿腫脹疼痛

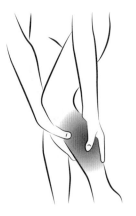

症狀：小腿出現的腫脹、壓痛和發熱感就好像是
　　　被慢火從裡到外烘烤一樣。

警訊：

　　· 深靜脈血栓。

　　· 由於小腿靜脈被堵塞，所以會有疼痛和腫
　　　脹。

治療：按摩揉搓會很糟糕，因為它可能會讓大的
　　　血液凝塊跑到肺裡，造成致命性後果。醫
　　　生多半會用藥物來溶解血栓，或是用介入
　　　或外科的方法治療。

7. 持續的腳痛或小腿疼痛

症狀：休息、服用止痛藥均無效。

警訊：

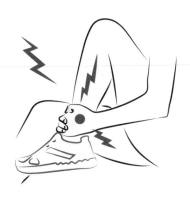

　　· 應力性骨折（骨裂）。

　　· 如果平時運動過多強度過大，
　　　骨骼沒有機會癒合，久而久之
　　　就會出現。

治療：在骨裂癒合前要停止所有運動，
　　　及時就醫，情況嚴重的需要打幾
　　　周石膏。

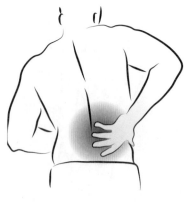

8. 排尿疼痛

症狀：專指排尿時出現的劇烈疼痛，尿液有
時還帶有鐵銹色。

警訊：

· 膀胱感染或膀胱癌。

· 疼痛和血尿是膀胱癌的典型症狀，及
早發現，治癒的可能性很高。

治療：驗尿能排除細菌感染，如果是膀胱腫
瘤，可以透過手術治療，或接受放療
和化療。

9. 夜間疼痛

症狀：早期會出現骨和關節疼痛或腫脹，經常在夜間疼痛感加強且不一定與活
動有關；疼痛可以是持續鈍痛或只有在受到壓迫時感覺疼痛。

警訊：骨肉瘤、骨癌、生長痛。

治療：平時總會感覺骨頭痛，尤其是在夜間時痛感更劇烈的人，身體肯定是出
現了問題，要趕快到醫院檢查，千萬不要忽視這些小細節。平時也可以
服用一些溫和的中藥調節免疫力，增加身體對疼痛的耐受力。

疼痛大觀園，分布區域詳解

［ 頭、肩、頸部 ］

頭痛

　　頭痛是一種發生在頭部或肩膀以上位置的局部痛症，是人體所有痛症中最常見的一種。如何預防頭痛？建議不妨從平日即養成規律運動的習慣做起，根據醫學雜誌統計，作息規律，睡眠充足將有助於降低頭痛發生率；此外，保持心情愉快輕鬆，情緒起伏平緩也會降低誘發頭痛的機率。最後，建議按照醫師指示服藥，絕對不要自行服用市售的成藥。

　　頭痛是一個頻繁且持續的症狀，主要可分為 2 類，一是原發性頭痛，如偏頭痛、緊張性頭痛、叢發性頭痛與三叉神經痛等，另一種是續發性頭痛，如頭部或頸部外傷之頭痛、感染之頭痛、精神疾患之頭痛等。而因外傷所導致的頭痛，由於必須透過外科治療才能痊癒，故不在此章節探討範圍內。至於原發性頭痛主要又分為以下 3 大類：

1・ 緊張性頭痛
2・ 偏頭痛
3・ 三叉神經痛

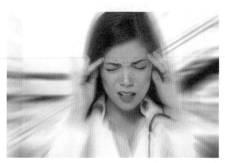

頭痛是所有痛症中最常見的一種，建議及早發現、及早治療。

　　無論屬於哪一種類型的頭痛，當症狀嚴重時皆可能出現頭暈、想吐、視力不清、胃部不適、情緒不佳等狀況。如果患有長期頭痛或已感到非常不適者，建議應到醫院做詳細診斷才是，畢竟大腦可是人體相當重要的器官之一，唯有及早發現問題，方能及早治療。

緊張性頭痛

　　緊張性頭痛又稱為「肌收縮性頭痛」或「壓力性頭痛」，是因為精神壓力和姿勢不良，造成頸部肌肉與頭蓋的肌肉因壓力而收縮，造成頭痛。最明顯的症狀是經常頭痛、肩膀痠痛，每天從中午開始，頭痛的症狀就會逐漸加強，尤以黃昏到晚上這段時間最嚴重。而頸部肌肉到後腦勺部位為主要疼痛的範圍，嚴重時甚至會感覺整個腦袋好像快要炸開了一般……。

　　緊張性頭痛好發於 40～50 歲的中年族群，是勞動市場的主力，工作繁忙且壓力大，醫師為了減輕患者症狀，有時甚至會以施打鎮靜劑、精神安定劑或肌肉鬆弛劑，或是透過適當的肩頸按摩來為患者緩解疼痛所帶來的不適感。建議平常應注意保暖，適度運動及調節情緒，不要給自己太大的壓力，配合適當的睡眠時間，減少精神上的緊張和鬱悶，疼痛將可逐步緩解。

偏頭痛

　　「偏頭痛」在醫學上屬於一個特定的疾病，具有特別的症狀與病因，並非泛指一般人所謂的半邊頭痛。而雖然只有某一側的頭在痛，的確也屬偏頭痛的特徵之一，但這並非偏頭痛唯一的特點，有些患者甚至會後腦勺痛、頭兩側痛，乃至於擴散到整個頭部一起痛的狀況。

　　此外，偏頭痛不是只有頭

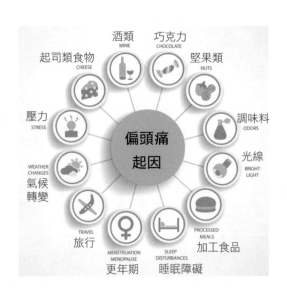

痛而已，它還會帶來劇烈疼痛，發作時有明顯的階段性，例如反覆發生，或持續幾小時乃至幾天不等，可能每週發作 2 ～ 3 次，也可能偶爾發作。偏頭痛又可分為兩大類，包括傳統型即頭痛劇烈，在發作前 10 ～ 30 分鐘會有前兆發生，包括一些視覺上的障礙，例如出現閃電般的亮光、模糊或扭曲的視線。

偏頭痛真正的原因未知，不過主要還是體質的因素，與遺傳有關。此外，偏頭痛患者，女性比男性多一倍。再者，還有一般型，即只有頭痛徵狀，並無前兆，情況較為單純。急性發作的偏頭痛，可以透過服用止痛藥和安靜休息來緩解症狀；但若是反覆性頭痛所導致的偏頭痛，除了接受預防性治療，長期服藥來改善偏頭痛體質以外，良好的生活習慣，像是養成規律的生活習慣、睡眠充足、不熬夜、避免過勞、放鬆心情等也是緩解疼痛的良方。

三叉神經痛

三叉神經痛是一種出現在臉上的陣發性疼痛，患者多半會突然感到劇烈疼痛，時間持續數秒到幾分鐘不等，另外因為陣痛的部位多在臉頰、下顎或口腔內，因此很容易被誤以為是牙痛，進而做了許多與牙科相關的治療後卻不見任何成效，直到最後才被轉至神經科接受治療。

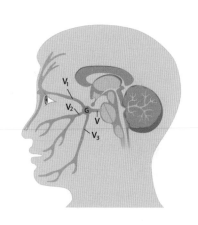

三叉神經痛常會在患者被觸摸、吹冷風、碰水或咀嚼不當時引發陣痛，對患者的生活上造成極大影響。而三叉神經是臉部最為粗大的神經，其有三條分支故稱為三叉神經，通常三叉神經痛是因神經的根部受血管的壓迫所造成的，年齡的增長有可能導致血管彎曲並壓迫到神經根部，除此之外，腫瘤、動脈瘤或者血管畸形等均可能是造成三叉神經痛的原因。

在治療方面主要分為藥物治療與手術治療 2 類，治療三叉神經痛的藥物副作用較多，且必須長期服用，所以得經過醫師詳細診斷並在醫師指導下使用才行，若是對藥物治療反應不佳者，可考慮使用外科手術治療，治療方法包括阻斷三叉神經傳導與減壓手術等，而因手術各有利弊，所以必須與醫師詳細討論與了解後方可實行。

舒緩頭痛

工作時盯著螢幕卻感到頭暈目眩，回家上床休息卻又頭痛失眠……，你知道嗎？這可能是姿勢不良造成的？錯誤的頸椎姿勢會壓迫動脈和神經，引發頭痛，進而影響睡眠。錯誤的頭部和下顎姿勢不僅造成肩頸痠痛，也會影響呼吸和情緒，進而導致頭痛。當血液輸送至腦底的椎骨動脈因頭部前置錯姿而受到拉扯，導致血管變窄，使得腦部無法接收到足夠血液和氧氣，就很可能會引

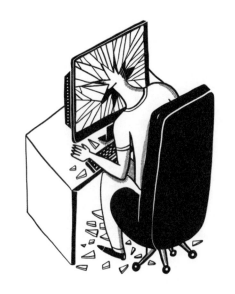

發腦貧血，造成情緒不穩，引發偏頭痛。

為了改善姿勢不良引發的頭痛和睡眠困擾，建議微調姿勢，讓下巴往內縮並加上伸展頸椎，保持呼吸和血液循環暢通，確保神經血管不受壓迫，才能有效緩解頭痛和失眠。這幾個簡單的伸展操既可舒緩頸部前方肌膚，放鬆肌肉，更能幫助頭部輕鬆往後仰，調節腦部的血液循環，改善頭痛，輕鬆擁有好睡眠。

動作 1　按摩枕下肌群

① 建議利用椅背頂端或桌子邊角處按摩枕下肌群（後頸處）。
② 坐在椅子上、身體靠著椅背，以掛著的感覺將後腦勺放在椅背頂端，往下用力按壓。
③ 微微轉頭，改變按壓部位，就能充分放鬆整個後腦勺下方。
④ 按壓時，要感受到反作用力的感覺，持續按壓 30 秒～ 1 分鐘。

動作 2　頸部前方伸展

① 雙手放在胸骨處，固定位置。
② 慢慢將下顎往正上方抬起，伸展頸部前方。
③ 接著轉頭往後仰，改變伸展部位，感覺特別緊繃的角度，就表示有伸展到，時間持續 20 秒。

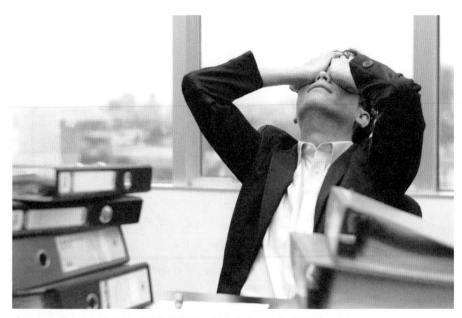

專心工作時也不要忘了適時地伸伸懶腰，避免全身肌肉過度緊張、疲累。

33

［頭、肩、頸部］

落枕

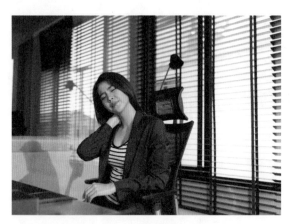

現代人因長期壓力過大，導致落枕比例攀升。

「落枕」又稱「失枕」，是急性的頸部肌肉拉傷，典型症狀是頸部僵硬疼痛、脖子無法靈活運動，無論是側轉、前俯、後仰皆感覺困難，起因則與壓力大所造成的背部、頭部、肩頸肌肉緊張有關，不適當的枕頭多半只是「壓垮駱駝的其中一根稻草」而已。

許多人都有落枕的經驗，早上一覺醒來，突然感覺肩頸肌肉疼痛，脖子無法順利轉動，頭部有時還會僵硬地歪向一邊，必須以一種很奇怪的姿勢才能走路……，這時，大家心裡就會猜想可能是枕頭有問題，昨晚落枕了……。不過，根據復健科醫師表示，落枕不只與枕頭有關，主要仍與長期精神壓力過大關係較密切，其他原因還包括長期姿勢和生活習慣不當等。

落枕是中醫學的慣用病名，西醫一般稱作「急性頸椎關節周圍炎」、「頸部肌肉扭傷」，是一種睡眠後出現的頸部僵直性疼痛，屬於頸部肌肉群為防範相關組織的進一步傷害，進而形成的保護性收縮，屬於一種自限性的常見頸部疾病。除了睡姿不良所引起，落枕也可能經由坐姿、站姿長期不正確，加上睡眠時頸部處於溫差較大的環境，以及感冒引起頸部周圍的肌肉發炎所造成。

壓力大易落枕 起床後脖子卡住

　　上班族精神壓力大，加上總是長時間維持相同姿勢工作，晚睡早起，全身肌肉因精神緊繃而承受龐大壓力，尤其是肩頸肌肉長時間呈現過度拉扯的不正常收縮狀態，如果睡覺時再使用不適合的枕頭，就會因脊椎支撐力不足或枕頭太硬，壓迫頸椎神經，增加頭部掉落枕頭外面的機會，加重病情。

　　根據統計，大多數慣性落枕患者都是容易給自己過多壓力的人，特質包括A型人格、容易緊張、追求完美、求好心切等。治療前必須先排除骨頭結構性疾病，如果是單純的急性落枕，可先以熱敷緩解疼痛，並儘早接受治療，必要時由醫師提供消炎止痛藥、肌肉鬆弛劑，再搭配物理治療，以免日後頸部出現慢性傷害。

　　患者通常最顯著的症狀就是起床後發現頸部疼痛，從事某些特定方向的運動時會出現活動力受限或劇痛，嚴重時甚至連喝水、抬起手臂、講話等細微動作，都會引發頸部疼痛。疼痛程度較輕微者，建議可以先從背部熱敷，輕揉局部肌肉並且貼藥布來緩解；反之若疼痛非常劇烈，甚至已痛到出現眼花、頭暈、全身無力、手麻等情況，那麼極有可能不單只是落枕而已，建議盡速找醫生救治。

預防落枕

　　許多人都有這樣的經驗，睡醒後發現脖子卡住無法正常轉動，痛到無法難受，尤其於在季節交替的時後，更是落枕的好發期，特別是是上班族經常維持固定姿勢打電腦，造成頸肩部肌肉僵硬，加上如果夜間睡眠姿勢不良，落枕自然就會找上你 。

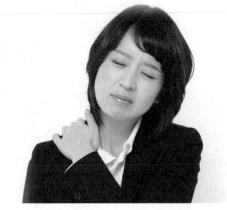

嚴重的落枕所引發的肩頸痠痛，總令上班族叫苦不已！

原因 1 ／肌肉扭拉傷

　　基本上，造成落枕的原因有二，一是肌肉扭拉傷；尤其是提肩胛肌與上斜方肌。在夜間睡眠時，由於枕頭的高度或硬度不適，導致姿勢不良，使兩側的肌肉長時間處於不平衡狀況，一側過度伸長，另一側則過度縮短或偏轉，因而引起肌肉的緊張痙攣，此時如果睡眠時室溫偏低，會降低頸背部血液的循環，更容易引發肩頸的僵硬與不適，使動作受限並引發疼痛。

原因 2 ／頸椎小面關節錯位或韌帶夾擠

　　主要原因也是因為整晚固定一個的睡眠姿勢，加上頸部椎間盤在夜間休息時會回充水分而膨脹，當清晨起床第一個轉翻身動作，導致小面關節錯位或夾擠到韌帶，對周遭神經造成壓迫，引發落枕。附近的肌肉也因疼痛而攣縮，使患處腫脹並有壓痛，頸部動作這時便會明顯受限。

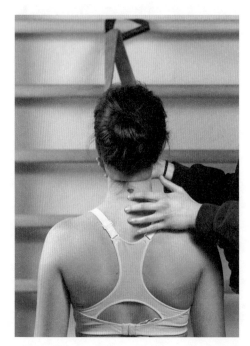

透過復健器材舒緩肩頸處的緊繃不適，是極常見的一種物理治療方法。

適度伸展肩頸肌肉
預防並舒緩落枕不適

　　落枕是許多民眾共有經驗，很多患者總以為落枕是昨夜睡不好，隔天早上引起的頸椎痠痛。但醫師指出，其實更多數的情況是長時間姿勢不良、用力不當或過度使用等傷害累積，經過一整晚睡覺姿勢不動，待隔日起床才驚覺落枕。因此非短時間引起，而是長時間頸椎傷害的一種警訊。

　　從醫學角度來看落枕，泛指頸部疼痛，且活動度受到明顯限制的

症狀。常見位於頸部胸鎖乳突肌及頸後的提肩胛肌拉傷，或是頸椎小面關節軟骨夾傷。兩者皆肇因於頸部姿勢不正確、使力不當與長時間過度使用，一開始疼痛感大多不明顯，讓患者往往不以為意。

然而，由於頸部長時間承受著頭顱的重量，且低頭、仰頭或轉頭等動作又無時無刻不在進行，傷害因此不知不覺地持續累積，往往在數小時後，尤其是經過一整夜的睡眠不動再加上夜半的溼冷，突然間脖子痛得不能動時，才知道自己落枕了！

1· 冰敷舒緩→適用頸部腫脹患者

「落枕」為頸部急性痠痛的症狀，主要是因為長時間姿勢不良，肩頸肌肉過於緊繃所致，並非睡眠品質差造成。在急性疼痛期，患部常會有頸部腫脹的情形，這時候可以使用冰敷。並搭配藥物治療，使用醫師開立的肌肉鬆弛或者止痛藥，讓緊繃的肌肉放鬆。

2· 熱敷治療→放鬆緊繃的組織

熱敷能讓緊繃的組織放鬆，讓血液恢復循環。使用熱敷墊進行熱敷時，建議熱敷溫度不要超過攝氏 45 度，以舒服的姿勢敷上 10 ～ 20 分鐘即可。復健科治療室也常見使用電療與雷射治療，都有助減輕疼痛。

3· 長浴巾協助起床→舒緩肌肉群

如果痛到不能動作，可以考慮使用長浴巾捲成長棒狀並圍住脖子，以固定住脖子，緩緩協助其上下起床動作，等到腫脹消退，則可以運用熱敷及伸展操，能讓肌肉舒緩與治療。

4· 伸展操→訓練頸部肌肉的靈活度

❶ 將頭往不能轉動的那邊慢慢轉動，直到感覺到疼痛就停住。

❷ 停在原處等到痛的感覺慢慢和緩後，再增加轉動的幅度，等到能夠轉

到最大程度時，再點頭向下。

❸ 再利用手掌將頭部稍往下壓，進行 10 秒，然後仰起，重覆進行共 3 ～
5 次，訓練頸部肌肉的靈活度（以下動作建議要緩慢漸進）。

5 · 拉筋法→自救緩解痠痛

提肩胛肌拉傷所形成的落枕，會使頸部在低頭與轉頭時產生疼痛且活動受
限，而且在患部還可找到明顯的壓痛點，只要適度休息，約 4 ～ 7 天左右可以
復原。而頸椎節小關節軟骨夾傷所形成的落枕，不論任何角度都會受到限制且
疼痛，由於軟骨修補速度較慢，就算及早接受治療，仍需花上 1 ～ 2 個星期才
能改善疼痛。建議若可找到痛點，不妨以拉筋法緩解疼痛感：

❶ 左側落枕，頭朝右側，左手扳頭往後拉筋，再往右前下方 45 度下壓。

❷ 右側落枕，頭朝左側，右手扳頭往後拉筋，再往左前下方 45 度下壓。

❸ 雙手壓頭往前傾、往後傾。

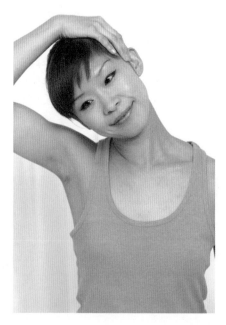

自行轉動脖子時注意
手勁要放輕，切勿過
度拉扯。

謹記方向要正確，另外，力道要輕、速度要慢。若落枕病情嚴重，則最好減少活動、盡量躺下休息，若頸部已完全無法活動，且伴有劇烈疼痛出現時，應立即就醫、接受診治。如果置之不理，則將逐漸演變為慢性僵痛，甚至進而造成頸椎軟骨磨損，終將導致頸椎退化性關節炎的形成。

此外，工作時記得找空檔休息，伸展一下肩頸部，避免肌肉緊繃，當肌肉特別疲倦或壓力特別大時，也容易發生落枕，因此壓力的調適和生活作息的正常，也很重要。

最後再次叮嚀，發生落枕時請勿病急亂投醫，尤其避免按壓疼痛點與整脊，切勿急躁地強迫轉動活動度已受限的頸脖，以免發炎更嚴重，讓肌肉痙攣狀況更加劇。

健康 小叮嚀

避免「落枕」2 原則

1. 平日須多加注意頸部的活動與姿勢，若仰頭超過 5 ～ 10 度或低頭超過 15 ～ 20 度，時間一久便容易對頸部造成傷害，應盡量避免。
2. 同一個姿勢不要維持太久，最好每隔半個鐘頭即稍微活動一下頸部，不妨利用空檔和緩地進行低頭、仰頭、左右轉頭以及將頭偏向左右兩側等動作，藉以增加頸部的靈活度，減少受傷機率。

［ 頭、肩、頸部 ］

沾黏性肩關節囊炎（五十肩）

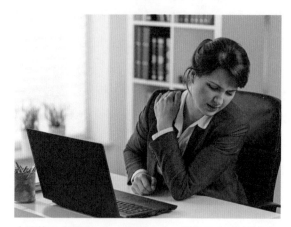

上班族工作繁忙，加上姿勢不良，罹患五十肩的比例日益升高。

上班族久坐辦公室打電腦，或是長期做家事都會造成肩膀痠痛，肩膀周圍的肌腱、韌帶等組織逐漸感到沈重、疼痛，甚至到最後連簡單的抬起手臂都會變得很困難，慢慢地，「五十肩」就出現了……。

五十肩，正式名稱為「沾黏性肩關節囊炎」，又稱「冰凍肩」或「肩關節周圍炎」、「漏肩風」、「肩凝症」等，此病屬於中醫「痹症」的範圍，常發生於 40 ～ 50 歲的中年人，且女性多於男性，平時就要注意保養肩關節，靠按壓穴位簡單自療，是蠻有效的緩解方法。一般以單側肩膀發病居多。主要的症狀為關節疼痛難耐，入夜後症狀比白天加劇，手臂上舉、後伸、外展等活動範圍均受限制，嚴重程度更因人而異。

最常見的病因是肩部慢性勞損，或因老化體衰、勞累過度、感受風寒溫邪所致，亦有因急性損傷的治療，需長時間固定肩關節活動所引起；加上病患因疼痛而不敢活動，使得肩部的關節囊、滑液囊、肌腱韌帶等組織發炎、沾黏在一起，導致肩關節活動受限。醫學上通常根據不同的病理過程，可分為急性期、沾黏期和緩解期 3 段療程。

1. **急性期**：症狀以疼痛為主，關節活動受限較輕微，主要是由於疼痛引

起肌肉痙攣，韌帶、關節囊攣縮所造成。

2. **沾黏期：**此時疼痛稍減，但由於肩關節廣泛性沾黏的加重，使關節活動範圍越來越小。

3. **緩解期：**又稱恢復期，肩部疼痛漸消，肌肉痙攣、韌帶攣縮漸趨緩和，組織之間的黏連逐漸消除，肩關節的功能也漸漸恢復正常。

　　五十肩臨床上的治療目的是以改善沾黏期的關節活動為主，如果能早在急性期介入緩解疼痛、發炎，則可直接進展到緩解期，避免沾黏期關節活動受限，造成日常生活諸多困擾。至於治療方式依照不同病程會有所些許差異，包括藥物治療、類固醇注射、熱敷電療、運動治療、徒手物理治療等。

　　基本上若能及早治療，病程也會隨之縮短，運動能力也可盡快恢復。因為早期時的疼痛多是因為肌肉痙攣所致，所以治療主要是以解除疼痛，預防關節功能障礙為目的，可以熱敷或其他物理治療舒緩疼痛。反之，若病程已走到較晚期，關節運動開始出現障礙，那麼患者便應以恢復關節活動為目的，除了按摩、推拿等被動運動之外，病人更應配合主動運動的功能訓練，藉以達到解除沾黏，擴大肩關節活動範圍的目的。

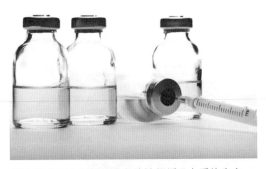

請專業醫師注射類固醇有助於舒緩五十肩的疼痛。

患者女多於男　上肢活動範圍受限

　　一般人發現肩膀痠痛，多半以為是一般肌肉痠痛，只要多休息就會改善，因而延誤就診時機，直到發現自己晚上睡覺時容易因肩膀不舒服而痛醒，並在

做穿衣、梳頭或拿位於頭頂上方物品的動作時，發現會因為肩膀僵硬疼痛而無法順利完成動作，有時甚至還會有虎口麻木或肩頸痠痛症狀出現，這時才會驚覺代誌大條了……。

甩掉五十肩

　　五十肩多因氣血不足、不順暢，經絡關節受到風、寒、濕邪的侵襲，久未祛除積累而致病，中醫認為五十肩是由於過度勞累，或因年老體衰，肝腎氣血虛損，導致氣血阻滯、筋脈凝滯、外傷勞損而起。若處在發作初期時，中醫師多半會建議患者多做上舉、伸展、旋轉的動作，透過多多活動關節來避免病情惡化。

針灸合併推拿按摩 有效緩解關節疼痛

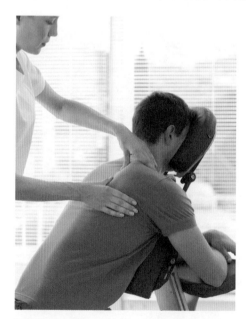

請物理治療師推拿按摩，幫助緩解關節的沾黏，舒緩疼痛。

　　在五十肩的治療上，西醫多半建議服用肌肉鬆弛劑或使用止痛消炎藥物，而中醫則以針灸合併推拿為主要治療方法，或根據個人體質配合中藥調理。針灸部分可依據手三陽經循行經過部位，局部取用肩禺、肩髎、肩貞、臂臑、臑俞、巨骨等穴位；或依據同名經療法，在遠部選取條口、承山、陽陵泉等穴道來治療。

　　此外，搭配抬肩法、關節轉法、按揉法等推拿治療，亦可加強疏經通絡，達到活血散瘀的效果，幫助患者鬆解關節組織的沾黏。中藥部

分則依據患者體質辨證，可給予「身痛逐瘀湯」、「蠲痹湯」或「二朮湯」等處方搭配治療。而除了門診治療之外，建議病人平時可多做手指爬牆運動、鐘擺運動、毛巾操、摸耳朵等練習，配合適時的熱敷及保暖，幫助維持肩膀關節周圍的血液循環，提升修復能力，預防患處再次沾黏。

陽陵泉穴

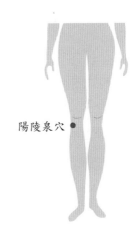

陽陵泉穴

位置：屬足少陽膽經。位於小腿外側，膝蓋下 1 寸處，約 2 個橫指的距離。

功效：陽陵泉是筋之會穴，為筋氣聚會之外。《難經 · 四十五難》有云：「筋會陽陵泉」，故陽陵泉是治療筋病的要穴，特別是針對下肢筋病，臨床較為常用。具有舒筋和壯筋的作用。一面按壓此穴，一面抬動肩膀，聳聳肩，可以舒緩肩膀不適情形。

列缺穴

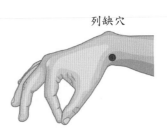

列缺穴

位置：屬手太陰肺經。手太陰之絡穴。八脈交會穴之一，通任脈。位於手腕內側橫紋外，把拇指、食指分開，兩手交叉，食指盡頭處，離腕關節 1.5 寸之處。

功效：按壓此穴位除了能治療腕臂部病變外，更有助於治療頭部、項背部病證，如果你有從頭部一路痛到頸部及肩膀的問題時，不妨多從列缺穴往肩膀的方向推按。

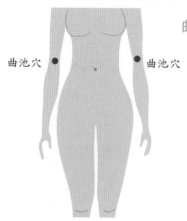

曲池穴　　　　　　　曲池穴

曲池穴

位置：屬於手陽明大腸經的腧穴，是大腸經
　　　的合穴。手肘彎向胸前，掌心向內，
　　　肘部外側橫紋盡頭，靠近骨邊按穴。

功效：稍微用力揉按到出現酸、麻、脹痛的
　　　感覺為止。先按列缺穴，再按曲池
　　　穴，然後按肩頸的交接處，讓整個肩
　　　頸處都能獲得放鬆。

肩膀前舉運動 增加關節活動角度

　　五十肩可說是復健科常見的病症之一，症狀包括肩膀關節長期疼痛、關節
活動受限等，加上復原時程緩慢，治療期間往往會使患者感到挫折甚至導致症
狀加劇。復健科醫師建議患者可用「毛巾操」或「肩膀前舉」等居家自主性運
動來緩解症狀。當然，除了以口服藥物治療以外，接受正統的物理治療，降低
或減少關節沾黏症狀，更是絕對必要的措施。

　　此外，運動復健治療也是目前治療五十肩的主要療法之一，唯有透過適度
的運動，才能舒緩人體組織沾粘的情況，幫助肩關節囊的循環，增加關節的活
動角度，逐步緩解症狀。

1. 姿勢：坐在椅子上，抬起手臂慢慢地放在桌上。
2. 動作：配合彎腰將手臂往前伸直，直到感覺肩膀關節出現緊實感。
3. 重點：此動作保留 15 ～ 30 秒，重複 5 ～ 10 下，每天 5 ～ 6 回。

毛巾復健操 減少關節沾黏放鬆肌肉

　　初期的居家自主性運動是治療五十肩非常重要的療程，「毛巾復健操」

就是一例，既可減少沾黏情況，幫助肌肉放鬆以及關節靈活度，同時也能增加肩關節囊的循環，舒緩疼痛。只是通常患有五十肩的病人多半都拖到症狀很嚴重時才會就診，病程歷時因此變得更久，患者唯有耐心接受密集治療，才能有效改善症狀。

1. 姿勢：將手背放在下（上）背處。
2. 動作：使用健側手利用毛巾慢慢地將患側手往上（下）拉，直感到有緊實感時。
3. 重點：停留 15 ～ 30 秒，重複 5 ～ 10 下，每天 5 ～ 6 回。

健康 小叮嚀

五十肩若處在急性期時，不建議執行如甩手等過於激烈的動作，因為只會讓發炎情況加劇，甚至造成不必要的傷害。而若處在慢性冰凍期的動作，依然是在不引起傷害的情況下，多進行運動，以便早日恢復關節活動度。

胸背 + 腰臀部位

膏肓痛（上背痛）

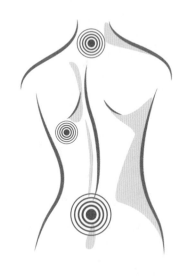

背痛是背部由於疾病、創傷等因素所引起的一種難受的感覺，可能源自上背部或下背部，上背痛是背的上半部及肩頸疼痛，如果發生在兩個肩胛骨兩側，大小菱形肌部位，則一般俗稱為膏肓痛，是很難纏的上背痛。而上背痛可能由第一次的受傷引起，例如交通事故；但通常是因過度伸展，導致韌帶和肌腱長期磨損所引起。相反的，下背痛是背的下半部感覺疼痛，舉重物、過度伸展下背部肌肉、直接受傷或外傷都可能引起下背痛；都可能導致下背部扭傷或拉傷而引起疼痛，有時會導致肌肉痙攣；體重過重、抽菸和壓力也可能造成下背痛。

背痛的類型很多，可以是持續性的鈍痛，也可以是突然的刺痛，背痛原因也很多，例如背部的機械性疾病症狀都可能造成疼痛：椎間盤破裂或脫落、痙攣、肌肉緊張等因素，也皆可能引發背痛。有時，下背痛可能是一些疾病引起，像是骨骼疾病、關節炎、病毒感染或是脊椎變形。除了用疼痛發生的部位來區分以外，背痛還可根據疼痛持續的時間，進一步分類為急性和慢性兩種，而上或下背部疼痛都有可能是急性或慢性。

長期姿勢不良　背部肌肉緊張疼痛

急性背痛是一種短期疼痛，發作時間通常會持續幾天甚至到幾週，大部分

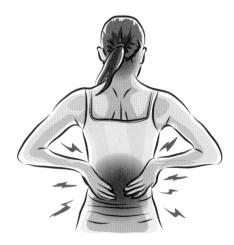

的急性背痛原因是背部外傷或關節炎等疾病，症狀包含抽痛和肌肉疼痛、動作不靈活且肢體活動範圍受限、無法站直等，假如背痛持續 3 個月以上，就可視為慢性背痛。而慢性背痛則通常是持續性的，這代表症狀會逐漸惡化，此外，慢性背痛的原因難以判定，通常需要就醫治療。

事實上，長期維持不正確的姿勢會導致頸部承受不當且過大的壓力，導致頭痛、肩膀痠痛、胸口鬱悶、膏肓痛等成為常見的症狀，大家多半可能就是把它當成一般的頭痛或肌肉痠痛處理，貼藥膏或服用止痛藥便罷，然而此舉終究無法斷根。現代人有許多長期性且無法根治的頭痛，其實與頸椎有很大的關係，不可不慎！

在治療上，除了傳統的物理治療，有效的頸部肌力訓練、活動度伸展、頸部冰按摩等，都可以改善並舒緩症狀。而日常生活也要盡量保持姿勢正確，利用低頭、仰頭及左右轉頭與側彎等動作來舒緩肌肉群的壓力，避免頸部受傷。

讓膏肓不喊痛

現代高度文明的社會中，由於身體活動量低，肩頸痠痛、工作壓力大，使得上背痛、肌肉僵硬纖維化或關節退化等問題提早困擾著現代人。有時，即使病患服用消炎止痛藥、做完復健治療與運動、甚至尋求中醫針灸與整脊過後，都不見顯著起色。疼痛維持的時間一久，瀰漫性疼痛與慢性疲勞拖垮了整體的體能，陷入惡性循環，變成健康的一大隱憂。

核心肌群的鍛鍊，可以有效減少背痛症狀的產生，平時的姿勢也需多注意，坐、站、臥躺時應避免姿勢不良的狀況產生。現代人生活壓力很大，所以經常

容易引起頭痛，但是，往往找不出原因對症下藥，事實上，有一些長期無法治癒的頭痛與頸椎有很大的關係，例如長時間上網、低頭讀報、玩手機，不良姿勢等，都會導致頸部承受不當且過大的壓力，易引發「頸因性頭痛」。

彼拉提斯小運動 輕鬆打敗肩頸疼痛

其實在忙碌之餘，藉由一些小運動就可以輕鬆趕走疼痛，提升生活品質。規律的彼拉提斯運動，可以在安靜的環境內專注於運動當中、重新認識自己身體的每個部位，重新調整自己的姿勢並且應用在日常生活中。配合呼吸，伸展頸部肩膀、上背與上肢肌肉，即使只是一個簡單的小關節運動，都能調整肌肉的柔軟度並且獲得放鬆。

提醒大家，光是吃藥並不能完全根治，必須結合復健治療及運動，加上日常生活保持正確姿勢，才能達到良好的治療效果。此外，最重要的是，在工作之餘應用學習到的運動技巧與原則，培養主動運動治療或規律跟隨團體運動的良好習慣與生活型態，就能輕鬆打敗上背痛。

針灸＋穴位推拿 放鬆筋脈舒緩症狀

基本上，肩頸部的「肌筋膜疼痛症候群」是可以被治癒的，治療方式需要多重介入，改變姿勢不累積肌肉疲勞是第一步，搭配有氧運動、瑜珈伸展、太極放鬆或按摩水療 SPA 等都是很好的舒緩；醫學上可採取藥物、局部注射、肌肉放鬆術、針灸、體外震波以及復健治療等，放鬆筋脈，舒緩症狀。

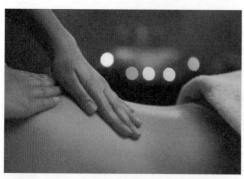

穴道按摩加上推拿，既放鬆筋絡，更可舒緩肌肉疲勞。

此外，除了藥物治療與復健運動外，針灸療法也是另一種不錯的選擇。中醫習慣採用辨證論治，以針灸來治療下背痛，根據

下背痛的部位及病因，辨別是經筋病或是經絡病；如果是經筋病，則以局部應激點為主，如果是經絡病則以經絡辨證為主。針灸穴位主要生理機轉，是透過針刺特殊部位的刺激，使得神經系統活化而產生許多止痛介質，達到止痛和生理功能調整的效果，且可放鬆肌肉痙攣，促進局部血液循環。

　　臨床上，中醫會運用特有的經絡系統來治療下背痛，以足太陽膀胱經為主要選擇，搭配足少陽膽經及足陽明胃經。根據經絡循行，透過病人疼痛反映的區域，而選取適當經絡上的穴位，達到緩解下背痛目的。

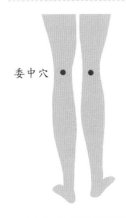

委中穴

委中穴（足部穴道）

位置：屬足太陽膀胱經，位於膝蓋後側中心位置。

功效：此穴的主治疾病為坐骨神經痛、小腿疲勞、肚子疼痛、脖子痠痛、腰部疼痛或疲勞、臀部疼痛、膝蓋疼痛。

健康 小叮嚀

1. 減少背負重物，讓腰椎以及附近肌肉、韌帶不受過多重力壓迫，預防腰部軟組織受傷。
2. 若需搬運重物，應注意避免背部肌肉拉傷或椎間盤突出。
3. 適當運動可有效減少背痛發生。
4. 維持良好生活作息，不熬夜、用餐時間規律、不喝冷飲與酒精。

胸背 + 腰臀部位

腰椎間盤突出症

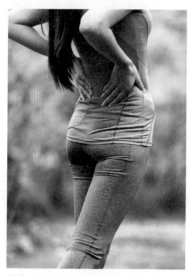

現代人姿勢不良引發腰椎間盤突出，
不可不慎！

現代人習慣久坐不動，加上經常駝背、翹腳或整個身體趴在桌子上，長期壓迫腰椎，導致椎間盤突出，從腰部到雙腳又麻又痛……。等到上述症狀出現了，方才決定就醫，臨床上最常被診斷確定的就是腰部椎間盤突出。

腰椎間盤突出症是指腰椎間的軟墊，因外傷或退化而造成周圍韌帶破裂，導致裡面的膠狀物質從裂縫處突出，進而壓迫到脊椎神經，引起腰臀或下肢疼痛麻木；發病率約占門診 15%，好發於 20 ～ 40 歲之間的成年人，男女比例為 10：1，特別以青壯年男性、使用體力勞動者居多，兒童和老年人的發生率較少。

事實上，腰部椎間盤突出近年來開始出現年輕化趨勢，主因是病患大多坐姿或站姿不良所引起，這絕非一朝一夕所能造成，加上若過度提重物或體重過重，更會加速脊椎退化，腰背部疼痛、下肢放射性疼痛為初期主要症狀。患者通常在咳嗽、打噴嚏及大、小便時疼痛會加劇，而且腿部的痛感往往比腰背還要強烈。另外，患者下肢神經支配區域也會出現疼痛、麻木等異常感覺，導致肌力跟著下降。

至於醫師在為患者做腰椎間盤突出檢測時，通常會以下列幾種症狀做為判讀病情的標準：

腰椎間盤突出症狀分析

症狀	因應措施
腰腿痛	為此病的主要症狀，一般先出現腰痛，後來逐漸出現下肢放射性疼痛，臥床休息通常能立刻減輕痛苦。
壓痛及放射痛	多數病患在腰椎部的棘突間和椎旁 1～2cm 處會有明顯的壓痛；加重按壓時增加了神經根受擠壓的程度，而會出現下肢放射性疼痛。
脊柱活動受限	腰部主要受限在前屈或後伸，有腰椎前凸增大、脊柱側彎、腰椎曲線變平等 3 種形式，其中以脊柱側彎最為多見，約占 80% 以上。
患肢感覺異常	神經根受壓嚴重者或久病患者常有患側下肢麻木，亦可能有局部皮膚感覺過敏、感覺遲鈍或感覺消失等現象。
馬尾綜合症狀	病情嚴重者會出現雙側重度坐骨神經痛、排便排尿無力等症狀，晚期還可能出現雙下肢癱瘓、排便功能障礙。

腰痛不再來

　　每個人都有 5 節腰椎，每節腰椎都是由椎體和附件組成，腰椎間盤突出是一個常見症狀，可被歸類在腰痛、腰腿痛症狀中，會引起脊椎病變，椎管狹窄周圍軟組織沾黏、損傷，血液循環會因此減緩導致缺血、缺氧，若纖維環破裂或髓核脫出壓迫到脊椎神經，更會導致腰腿疼痛酸麻，是現代人十分常見的文明病。

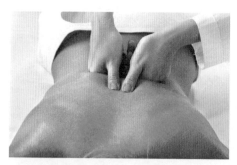

透過物理治療來拉開大脊椎兩側的空間，有助於椎間盤回復正常位置。

一般的治療方法有：西醫習慣以熱敷使血液循環加快，避免缺血缺氧；或用冷敷減少發炎，減少疼痛。此外像是服用消炎止痛劑來消炎止痛，用牽引機（拉腰）等物理治療使兩椎空間拉大，幫助椎間盤縮回原來的位置，若情況確實很嚴重，使用類固醇局部注射治療也是一種方法。至於中醫則用指壓、推拿來幫助腰椎復位，逐步修護。然而若上述的療法都失敗，醫師這時多半便會建議患者動手術來修整凸出部分，甚至將整個間盤切除。

腰椎間盤突出症是骨科疾病中最常見的一種，若發現自己出現腰背疼痛、腿痛、麻木、乏力、感覺障礙等症狀，這便極有可能是腰椎間盤突出症惹的禍。而腰椎間盤突出的主要原因，第一是腰椎及纖維環退變；第二是外傷；第三則是長期姿勢不當所引發。那麼既然姿勢性問題也是病因之一，所以無論是腰椎間盤突出的保守治療，還是手術治療後的康復，矯正姿勢自然都是不可或缺的重點項目。以下便為大家介紹腰腿痛防治的 3 種自療動作。

動作 **1** 燕子飛法

功效：主要是加強腰背肌肌力，增強脊柱的穩定性。
動作：
① 俯臥於地板上，雙腳伸直併攏，雙手伸直與肩同寬撐在地板上。
② 全身同時用力，使雙腿、胸背部極度伸展。
③ 抬高上半身，至腰背部略感痠痛時回復原狀，待休息片刻，重複上述動作約 15 分鐘。

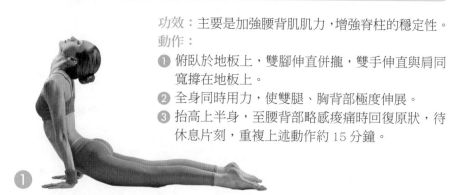

動作2　挺腰法

功效：腰部向前挺時，使腰部曲度加大，這樣有利於維持腰部的正常生理曲度，增強腰椎穩定性（若有腰椎滑脫者不宜做此鍛鍊）。

動作：

❶ 雙腳併攏站立（或可盤腿坐下），雙手交握後整個手臂打直往上延伸。

❷ 將腰部用力往後挺，呈一個弧度，雙腿繃緊不能曲膝，使腰部達到酸脹感後再快速回到原位，以此重複上述動作約 15 分鐘。

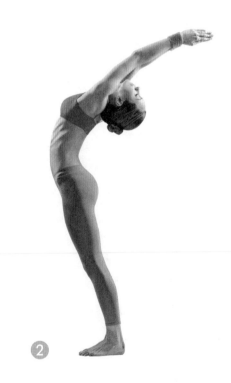

❷

動作3 倒退走

功效：倒走可以鍛鍊腰脊肌、股四頭肌和膝踝關節周圍的肌肉、韌帶等，從而
調整脊柱、肢體的運動功能，促進血液循環，適合體弱者、冠心病及高
血壓患者等，不宜做劇烈運動的人（人多車多、低窪不平的路上不宜倒
走，以免摔傷，尤其中老年人更應注意安全。）

動作：
1 全身肌肉繃緊，身體直立，挺胸並有規律地呼吸。
2 膝關節不能彎曲，兩臂前後自由擺動或雙手插腰，一腳後退，腳尖先著地，
後腳跟著地，步子均勻而緩慢。
3 每天堅持 400 步以上，可收到意想不到的鍛鍊效果。

　　若你屬於長期腰腿疼痛的患者，本就更該注重平時的預防及保健，重點則
是加強腰背肌肉群的鍛鍊，糾正不良的生活習慣和鍛鍊方法，禁止彎腰、扭屁
股等動作。最後提醒大家，其實從日常生活中便能有效預防腰椎間盤突出的發
生，例如：

1. 均衡飲食，多攝取維生素、蛋白質，避免攝取過多脂肪。

2. 不宜過度勞累，姿勢要正確，不宜久坐或久站。

3. 選用質地較硬的床墊。

4. 避免受寒，注意保暖。

5. 如已患有腰椎間盤突出，則應避免激烈運動且減少運動量。

6. 加強鍛鍊腰背肌肉群。

胸背 + 腰臀部位

坐骨神經痛

坐骨神經是由腰、薦椎神經所構成，發源自脊髓。脊椎若被突出的椎間軟骨壓迫到，就會產生發炎，進而引起坐骨神經痛，臨床上常見症狀是疼痛發生在一側的背部、臀部，沿著大腿、小腿的後面直到腳底，痛感呈放射狀散出，且常合併酸麻或皮膚感覺異常，有時

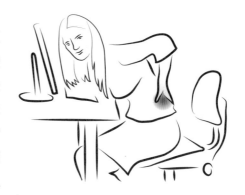

也會造成肌肉萎縮無力、肌腱反射消失等現象。此外，症狀嚴重者也會出現大、小便失禁，病人在腹壓增高時若用力、排便、咳嗽、打噴嚏、舉重物時，更會導致疼痛加劇，這時若臥床休息，有時症狀會稍微減輕一些。

坐骨神經痛一般是沿著坐骨神經由臀部伸延至膝部或以下，患者的臀部及大腿後部因為神經受損而出現痛楚現象，有時會合併出現腰痛現象。多數患者的症狀是腰椎兩側出現明顯的壓痛、鈍痛、灼痛、鑽痛、抽痛等痛感，由臀部開始，沿著小腿後外側而放射至腳背和下肢麻木。

椎間盤突出壓住腰椎的神經根是坐骨神經痛最常見的病因，骨刺的狀況也和椎間盤突出雷同，而梨狀肌位於臀部深層，如果過度勞損或運動傷害，也會壓迫鄰近的坐骨神經。另外有一些比較少見的原因，例如脊髓內出現腫瘤、脊椎骨的腫瘤性病變，甚至一些新陳代謝的毛病，如糖尿病及酗酒等都可能引發坐骨神經痛。大多數情況下坐骨神經痛是可以根治的，但如果患者腿部麻木、肌肉明顯萎縮、腸蠕動異常或急性膀胱功能障礙，此即代表神經可能受到嚴重損害，應立即就醫診治。

揮別坐骨神經痛

坐骨神經痛因問題是在椎間軟骨，軟骨無法以一般的 X 光檢查出來，所以無法使用一般的 X 光檢查，使用磁振造影（MRI）不僅可以看清楚軟骨，周圍的骨頭、神經也可清楚顯影，是目前最被推薦的檢查方法。

患者若是首次發作，醫師通常會採用保守的方法來治療，包括臥床休息、服用止痛藥或做骨盆牽引復健，治療時間約持續 4 週，症狀通常都可獲得改善；有些坐骨神經痛患者會自然痊癒，需要治療的患者在醫生確定病因後，通常會以一段時間的休息、矯正出現問題的脊椎關節，還有抗炎藥物治療。需要時亦會採用電療、針灸和適當的鍛鍊來幫助復健。如果疼痛十分嚴重，而且有客觀依據證明疼痛的原因是椎間盤脫垂，或是已發生肌肉萎縮或大小便困難，則須儘快接受手術。

許多人整天坐在椅子上，上班時眼睛盯著電腦螢幕，下班又猛滑手機、窩在沙發看電視，由於姿勢不良，長時間下來容易導致腰痠背痛。除了要少坐多動、改善姿勢，有機會就站起來伸展之外，以下介紹 5 個緩解腰痠背痛的瑜珈動作，除了能夠強化核心肌肉群，更可緩解肌肉緊繃，放鬆背部，甩開腰痠背痛所帶來的不適。

附帶一提，做瑜珈還是建議量力而為，以免受傷。前 3 個動作運用到深層的核心肌群，幫助強化肌肉；後 2 個動作則可以幫助緩解緊繃，因為緊繃的肩膀可能導致上背部疼痛，而下背痛則可能是臀部肌肉緊繃引起。

第 1 式　小狗式

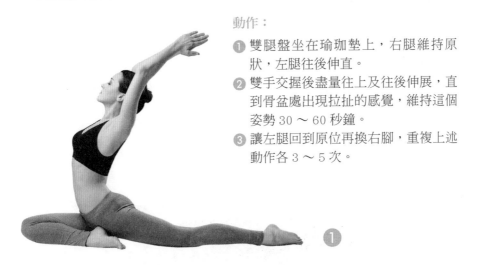

動作：

1. 雙腿盤坐在瑜珈墊上，右腿維持原狀，左腿往後伸直。
2. 雙手交握後盡量往上及往後伸展，直到骨盆處出現拉扯的感覺，維持這個姿勢 30 ～ 60 秒鐘。
3. 讓左腿回到原位再換右腳，重複上述動作各 3 ～ 5 次。

第 2 式　帆船式

動作：

1. 坐在瑜珈墊上，膝蓋彎曲、雙腳平放在瑜珈墊上。
2. 背部向後伸展，但是不要彎曲，同時將雙腿向前舉起，讓整個身體呈現 45 度角，雙臂自然向前伸。
3. 停在這個動作並換氣 5 ～ 8 次，之後回到原位，再多做兩次。如果雙腿伸直對你來說太難，可以膝蓋微彎、讓小腿與地面平行。

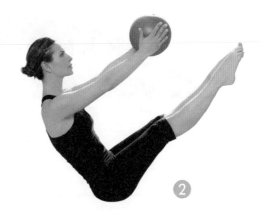

動作：

① 趴在瑜珈墊上，雙手前臂與肩膀同寬、手掌至手肘處均向下撐地。

② 小腿肚與腳背出力、肚子肌肉用力，把整個身體撐起來，但不要太高。

③ 讓身體呈現一直線，注意肋骨不要張開、臀部肌肉夾緊不要下垂放鬆，維持這個姿勢 45 ～ 60 秒鐘後回到原位，重複 2 ～ 3 次。

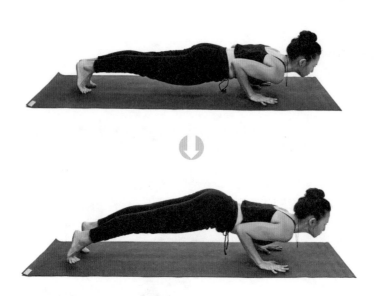

第 4 式　牛面式

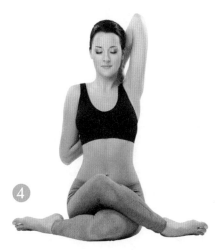

動作：

① 四肢著地，然後將右腿交疊在左大腿上，屁股向下坐在雙腳中間，背挺直。

② 左手臂向上伸、手肘向背後彎曲，讓手掌位於兩片肩胛骨之間。

③ 右手臂由背後向上伸，試著讓左右手交疊，如果不行，可以拉著一條繩子或毛巾輔助完成這個動作。

④ 身體慢慢向前彎，維持這個姿勢、換氣 5 ～ 8 次。回到原位，換邊再做一次。

第 5 式　後彎式

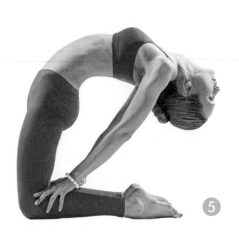

動作：

① 跪在瑜珈墊上，腳背著地。

② 雙手放在下背部上，試著將尾椎骨向地板的方向滑。

③ 胸部向上挺，頭向後仰，然後雙手輕拉腳跟（如果怕拉傷背，可以用雙手撐住下背部）。

④ 維持這個姿勢、換氣 5 次，然後回到原位。

胸背 + 腰臀部位

僵直性脊椎炎

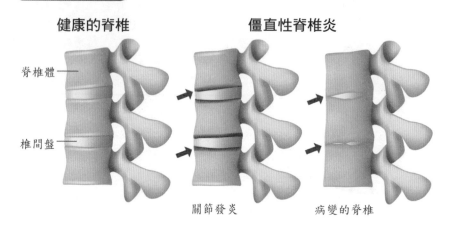

健康的脊椎　　　　　　　　　僵直性脊椎炎

脊椎體——

椎間盤——

　　　　　　　關節發炎　　　　　病變的脊椎

　　僵直性脊椎炎簡稱 AS，是一種侵犯脊椎為主的風濕病，主要侵犯範圍包括脊椎關節及附近肌腱、韌帶等軟組織，並使其鈣化僵硬，讓脊椎失去柔軟度而形如竹竿，早年被稱「竹竿病」，部分患者會轉變為嚴重駝背，僵直性脊椎炎早期與一般關節痠痛類似，因此許多人常常忽略此疾病，而沒有立即接受正確的治療。

　　僵直性脊椎炎典型的症狀有：慢性下背疼痛、晨間脊椎僵硬及運動範圍受限。脊椎僵硬與痠痛常常在運動過後症狀會減輕，部分病人同時會出現關節炎，以及肌腱、韌帶發炎等情形。少數患者更有可能出現關節以外的症狀，如侵犯眼睛、腎臟等。而僵直性關節炎可透過以下幾個準則來判斷：

1· 下背痛及僵硬，休息無法減輕並且持續 3 個月以上。
2· 腰椎活動範圍受限。

3・擴胸範圍受限。

4・X 光薦髂關節炎，雙側二級或單側三級以上。

若經檢查符合上述第 4 點，且有症狀符合 1～3 項中的任一項描述，即有可能為僵直性脊椎炎。若確診為僵直性脊椎炎，可透過藥物來達到消炎以及止痛的目的，也會搭配使用免疫抑制劑來調節免疫系統的功能。如果患者脊椎已嚴重變形，則考慮使用手術來改善關節功能。

僵直性脊椎炎的患者應注重平日的保健，透過正確的物理治療以及運動可以增加關節的活動度，但須注意盡量不要增加脊椎的負擔，飲食清淡，避免肥胖，同樣可以減輕脊椎的負擔。

年輕人的特權　初期症狀不可輕忽

僵直性脊椎炎是一個並不少見的疾病，一般的人口中大約有 0.1%～ 0.2%會罹患此病。典型的病例是呈現所謂「竹節狀脊椎」(Bamboo Spine)，這是指疾病晚期出現脊椎融合的現象。由於脊椎周圍組織鈣化合併有嚴重的骨質疏鬆，極易造成脊椎骨折而產生嚴重的後遺症，然而多數病患最初的症狀並不明顯，早期診斷主要都是因為下背痛來求診，進而被懷疑可能是罹患了僵直性脊椎炎。有時門診當中也會見到由眼科轉介過來的病人，因為得了急性虹彩炎而來檢查是否也可能罹患了僵直性脊椎炎。由於一般的免疫風濕疾病其病程多緩慢進行，有時初次就診很難立刻做出診斷。

僵直性脊椎炎好發於青壯年，特別是年輕男性，是一個可能逐漸進行造成嚴重殘障的疾病。如同其他自體免疫疾病，如類風濕關節炎、紅斑性狼瘡等，僵直性脊椎炎也有家族遺傳的傾向，特別是帶有人類特定抗原 HLA-B27 基因的族群。根據統計，在台灣地區大約有 5.7% 的人帶有 HLA-B27 基因，這當中大約只有 1～ 2% 會罹患僵直性脊椎炎。反過來說，僵直性脊椎炎的患者帶有 HLA-B27 基因的比率高達 90% 以上，因此有時檢查患者是否帶有 HLA-B27 基因可以做為診斷的參考。

目前醫學上對僵直性脊椎炎診斷的標準，主要是根據放射線照片顯示，薦髂關節呈現僵直性脊椎炎特有的變化，合併有發炎性背痛以及腰椎活動受限或胸廓擴張受限的情況。所謂發炎性背痛有 5 大特點：

1. 發病年齡小於 40 歲。
2. 症狀緩慢地發展。
3. 求診時多數已經出現不適達 3 個月以上。
4. 會出現晨間僵硬的現象。
5. 稍微活動之後可以舒緩症狀。

這種發炎性背痛與年齡較長者的退化性關節炎類似，但與一般年輕人常見的急性腰背扭傷或椎間盤突出的疼痛則大不相同。早期發現加以治療，僵直性脊椎炎的預後是相當不錯的，雖然此病無法根治，90% 的患者仍舊能夠正常地工作，因此，年輕的朋友們如果有以上所描述的發炎性背痛的特點，不妨請醫師檢查看看是否得了僵直性脊椎炎，千萬不要拖到病情嚴重了才來求診。

預防僵直性脊椎炎　肌肉伸展有效止痛

治療僵直性脊椎炎的方法很多，若想治癒且無副作用的方法，肌肉伸展其實是蠻有效的方法。利用所有會引發僵直性脊椎炎的下背部肌肉群，依據其動作的目的、位置、方向及生理性，搭配以下 6 個動作，即可達到伸展並支配下背部活動的每塊肌肉，有效止痛。

第 1 招　前彎腰

動作：兩腳同寬，上半身往前彎下，
　　　雙手自然垂下，持續 1 分鐘。
　　　（雙腿可視情況伸直或微微
　　　彎曲）

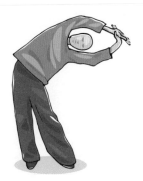

第 2 招　後仰

動作：兩腳同寬，上半身往後仰，
　　　持續 1 分鐘。

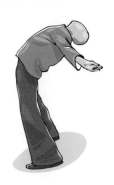

第 3 招　左側彎

動作：兩腳同寬，右手舉起，往左
　　　側彎，左手叉腰，持續 1 分
　　　鐘。

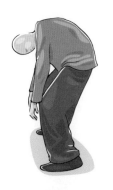

第 4 招　右側彎

動作：兩腳同寬，左手舉起，往
　　　右側彎，右手叉腰，持續 1
　　　分鐘。

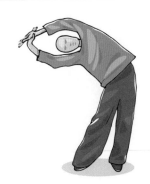

第 5 招　左轉

動作：兩腳同寬，雙腳不動，雙手與上半身往左轉，持續 1 分鐘。

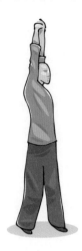

第 6 招　右轉

動作：兩腳同寬，雙腳不動，雙手與上半身往右轉，持續 1 分鐘。

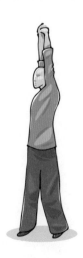

［上肢部位］

肘部外上髁炎（網球肘）

網球肘的正確病名是「肘部外上髁炎」，在骨科中非常常見，指肘關節外側的肌肉使用過度所造成的發炎，或是當伸肌收縮時，腕部同時做劇烈屈曲動作，尤其是利用反手打網球時動作不當所引起的症狀，有時也可見於婦女抱小孩時間過長，或前臂用力過度時。

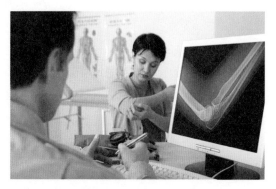

網球肘是運動傷害中極為常見的一種痛症。

而除了經常使用球拍的運動員之外，因為常做家事而讓肘部過度使用的人也是高危險群，大部分是因為肘部伸肌源頭扭傷而發炎，但也可能是肌肉纖維化或神經受到壓迫所致。患者常見的症狀有手在握緊東西、提重物都會疼痛、長時間寫字也會感到吃力，嚴重時甚至連筆都握不住。也因為肘部外側疼痛，尤其在肘部伸直或掌面朝上時若有阻力，疼痛感會加劇，因此患者往往無法伸直手臂舉起重物。

網球肘屬於運動傷害中相當常見的一種症狀，加上好發於在打網球的病患身上，故通稱為網球肘。但在工作或活動上需重複、過度或劇烈使用前臂伸肌，或舉重物者都可能會造成傷害。而由現在的醫學觀念來看，這也可能是某種退化性病變所導致的炎症及疼痛。

骨科醫師在做網球肘的診斷鑑定時必需考慮有無外傷、職業病或是否接觸其他容易受傷的活動。其症狀可能會慢慢出現，一開始微痛，再慢慢惡化。病

人會在肱骨外上髁前端處有灼熱感、壓痛，特別是在用力伸直或轉毛巾，疼痛會更加劇。

治療方面，醫師通常會在病發初期施以冰敷來止痛，或是勸患者暫時不要打球，減少做家事，或避免使用前臂做事，待持續一段時間後，手肘已有了適當的休息，症狀通常就會逐漸好轉。而為了預防網球肘的發生，筆者提供下列幾個建議供大家參考：

1. 運動前確實做好手肘、手腕的熱身。
2. 從事網球或羽球運動者，應請教經驗豐富的球員，務必保持姿勢正確。
3. 主婦在做家事時，如感到前臂開始出現痠痛現象，請保持適度的休息。
4. 無論從事運動、工作或各種勞力引起網球肘時，該項運動（或勞動）都應減量，避免病情惡化。

甩開網球肘

導致手肘痠痛的原因很多，例如手部關節、肌肉、韌帶、肌腱受傷或勞損，

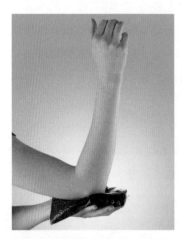

熱敷患處有助於舒緩網球肘所帶來的不適。

或者手部感覺的臂神經受傷、被壓迫等，都會讓手部開始出現各種不適。而在手肘痛的問題中，多數是出現俗稱高爾夫球肘或網球肘的毛病，通常是因為職業而產生，例如運動員、電腦操作員、家庭主婦等，其中尤以 40 ～ 50 歲左右的中年人發病例子最多。

冰敷或熱敷患部　舒緩疼痛預防復發

在治療上通常以及時休息為原則，尤其避免會使病情惡化的動作，運動前後可視情況輔以熱敷及冰敷，減輕發炎。大部分的病患在適

常休息或以消炎藥物治療數個月後，
狀況通常可以獲得改善，但若未能配
合復健，療效通常不佳且容易復發。
只有在少數情況下，例如肌肉纖維化
或者神經炎時必須透過手術來治療。

　　在非手術治療部份，醫師通常
會以護肘加壓固定來防範肌肉過度收
縮，其中約有 80% ～ 95% 的患者可
以有效治癒。至於藥物治療則是以適

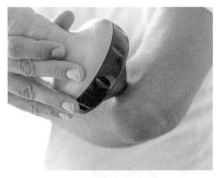

震波治療可說是目前新興的物理治療方式
之一。

當使用消炎止痛藥物，或使用類固醇藥物進行局部注射來因應。對於急性發作
的病人，建議不妨在運動前後冰敷患部減輕症狀，慢性網球肘患者則以熱敷為
佳。最後，物理治療方面通常是以超音波治療、冰按摩及肌肉刺激技術來加強
前臂肌肉，透過復健有效防範網球肘復發。

　　此外，另一種蠻常見的治療方式為體外震波治療，有醫學報告顯示，體外
震波治療能有效緩解網球肘的疼痛，若症狀持續且無法根治，則可考慮手術治
療，方式包括鬆弛手術、伸腕橈短肌起始點處清創手術等。

　　至於開刀手術方式可採開放式或關節鏡手術治療來復健，部分手術治療可
用門診手術即可，術後需暫時使用固定式夾板固定患部，術後 1 周後即可開始
復健，做做伸展運動恢復彈性；待術後 2 個月即可做加強運動，4 ～ 6 個月後
開始返回之前的運動活動，手術成功率約 80% ～ 90% 可改善疼痛，但肌力可
能會些微損失。

中醫調理與維護　藥洗熱敷理筋舒解

　　中醫在調理運動傷害上，包括高爾夫球肘或網球肘時，其理論與其它疾病
都一樣，強調必須掌握「早期發現、早期治療」的原則，並且認為「不通則痛」，
若是屬於慢性疼痛可以採用藥洗、蒸氣熱敷、推拿理筋手法、青草膏外敷、針
灸、電針等，以減少肌肉疼痛。血瘀所致疼痛，中醫以內服「活血化瘀」中藥

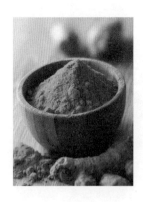

最多，甚至配合針灸或外敷膏藥、拔罐放血，使血管擴張、加速血液循環，把局部因循環不佳的病理產物（瘀血、痰飲）快速化解吸收，恢復血液的暢通性，藉以達到止痛目的。臨床常用「活血化瘀」處方，如「血府逐瘀湯」、「少腹逐瘀湯」、「身痛逐瘀湯」、「傷科復原活血湯」等治療；慣用中藥材則有桃仁、紅花、赤芍、澤蘭、鬱金、延胡索、牛膝等，藉以持續擴張血管，促進新陳代謝，止痛療效佳。

藥洗

材料：艾葉 5 錢，紅花 1 錢，當歸尾、川芎、海桐皮各 2 錢

療法：上述藥材一同放入水中熬煮，水量不拘，趁熱時用毛巾或取蒸氣薰蒸患部。

青草膏（如意金黃散）

材料：天南星、甘草、陳皮、厚朴各 2 兩 5 錢，蒼朮 5 錢，大黃、白芷、黃柏、薑黃各 1 兩 5 錢，天花 2 兩 1 錢

療法：

1. 上述材料一同研成粉末備用。

2. 使用前加酒、蜂蜜調成黏稠軟膏狀。

3. 用薄棉布或厚紙塗抹藥膏厚度約 0.3 公分左右貼於患部，每隔 6 ～ 10 小時更換藥膏，消腫、消炎效果較佳。

　　總之，手部不當的錯誤使用，極易引起手肘部位的痠痛與肌肉疲勞發炎等症狀，形成日常生活中的諸多不便。若不幸造成運動傷害，除了尋求醫師治療之外，還必須遵循醫師的指示耐心的復健及護理，隨時在生活中做好預防保健的工作，才能早日擺脫手肘疼痛的困擾。

［上肢部位］

狹窄性肌腱滑膜囊炎（媽媽手）

現代女性除了要勝任職場工作，往往還是得包辦家中家事，一雙手操過頭，很容易痠痛上身，加上女性的肌肉結構本就不如男性強，加上蠟燭兩頭燒，過度使用很容易傷了手，又以「媽媽手」最常見。

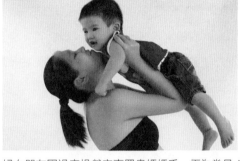

婦女朋友因過度操勞家事罹患媽媽手，極為常見！

媽媽手的正式病名為「狹窄性肌腱滑膜囊炎」，是腕部靠拇指側肌腱的刺激或腫脹所造成，臨床上特別好發於剛生產完的女性，主要是受到荷爾蒙影響，以及長時間且頻繁地抱嬰兒而來。但隨著雙薪家庭興起，男性也必須開始花更多時間照顧孩子，因此出現「爸爸手」的比例也在逐年上升中，另外，智慧型手機和平板電腦的普及，也讓很多年輕人開始加入媽媽手的行列。

根據統計，前往復健科門診就醫的女性人數遠超過男性，她們的手部痠痛往往是長時間累積下來的，比如產後的新手媽媽以及經常重複拇指壓扣動作，例如長時間使用電腦、髮型設計師、餐廳服務生等人，就是容易罹患「媽媽手」的一群。原因是拇指伸展與外張動作重複次數太多，或是因使力過度，讓手腕部位的肌腱滑膜及支持帶出現增厚性變化，壓迫到局部的肌腱，進而在近手腕處的大拇指側出現無法使力或持續疼痛的現象。

其實，適度的休息、拉筋，避免手腕、手臂過度使用，就是避免這一類手部痠痛的首要預防原則。再者，盡量減少過度使用拇指的壓扣動作，例如建議媽媽抱寶寶時，盡量五指併攏托住，將力量平均分散於各指頭上，避免寶寶的

重量完全由虎口及大拇指承受，就不容易傷到大拇指。此外，建議女性平時也多愛護自己一些，做家事多利用工具、請家人協助分擔，以免痠痛變成揮之不去的惡夢。

保護媽媽手

其實雖名為「媽媽手」，但它可不只是媽媽們的專利喔！事實上，媽媽手是一種肌腱炎的症狀，不僅容易發生在家庭主婦身上，銀行行員、工廠生產線員工，甚至是每天拿著手機或平板電腦滑個不停的 3C 低頭族們，全部都是罹患媽媽手的高危險群。若發現自己出現手腕疼痛、手指無力等症狀時，除了適當休息外，不妨適度從事有助於活動大拇指、手腕肌肉群的手部運動來舒緩、放鬆肌肉，保護手部。

不過要注意的是，操作手部運動時，應在該動作不致產生疼痛的前提下進行，並且謹記「緩慢、輕柔」2 大原則，依據個人狀況一天反覆練習數次，有助紓解疼痛、降低紅腫和脹痛。

手部運動 1　大拇指肌肉的拉筋放鬆

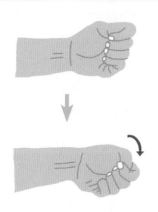

動作：

1. 手放在身體的前方，讓大拇指朝上。
2. 保持同樣的姿勢，大拇指彎曲，讓其他四指包住大拇指並握拳。
3. 接著讓拳頭往地面，慢慢地向地板的方向下拉，記得在動作的過程中不要感覺痛，應該只有緊緊的感覺。
4. 每天 3 次，每次 10 下，每下停留 10 秒鐘。

手部運動 2　大拇指外展的活動度

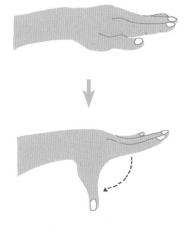

動作：

❶ 放在身體的前方，讓手心朝下跟地板平行。

❷ 大拇指在食指下方，此為起始動作。

❸ 大拇指朝向地板的方向慢慢打開遠離食指，最後與食指呈 90 度。

❹ 讓大拇指再慢慢地回復原位。每天 3 次，每次 10 下，每下停留 10 秒鐘。

手部運動 3　大拇指伸直的活動度

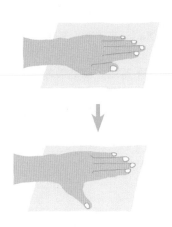

動作：

❶ 將手平放在一個平面上，讓大拇指與其他四指併攏，皆接觸在平面上。

❷ 大拇指慢慢地離開食指，打開到底。

❸ 再慢慢地把大拇指合起來靠到食指旁邊。每天 3 次，每次 10 下，每下停留 10 秒鐘。

手部運動 **4** 手腕、手指屈肌的拉筋放鬆

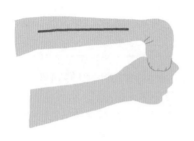

動作：

❶ 把手放在身體的前方，手肘伸直，手掌朝天花板。

❷ 另一隻手抓住患側手指處，往地板的方向拉緊。

❸ 要感覺到前臂的內側（小指側）有緊緊的感覺，記得不要拉到有疼痛感；再慢慢回復原位。一天 3 次，一次 10 下，一下停留 10 秒鐘。

手部運動 **5** 手腕、手指伸肌的拉筋放鬆

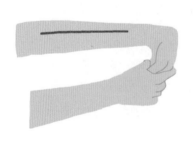

動作：

❶ 把手放在身體的前方，手肘伸直，手掌朝地板。

❷ 另一隻手抓住手背處，往地板的方向拉緊。

❸ 要感覺到前臂外側（拇指側）已有拉緊的感覺，但不要拉到疼痛；再慢慢回復原位。每天 3 次，每次 10 下，每下停留 10 秒鐘。

媽媽手急性發作期的舒緩伸展運動，持續做大約 4 個禮拜左右，或在操作以上 5 種運動時，已無不舒服的不適感，就可以進一步操作以下 2 個肌力訓練動作，預防復發。

肌力訓練 1　大拇指外展肌的阻力運動

動作：

1 將手指遠端指節伸直，近端稍微彎曲，讓其他的手指頭都微微打開。

2 拿一條橡皮筋，圈住大拇指與其他四指，橡皮筋會提供阻力。

3 把大拇指朝遠離食指的方向慢慢打開，感覺到大拇指的肌肉有收縮的感覺，盡可能打開與食指呈現直角。

4 再慢慢回復原位。每天 3 次，每次 10 下，每下停留 10 秒鐘。

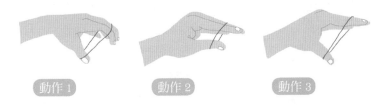

動作 1　　　　動作 2　　　　動作 3

肌力訓練 2　握力訓練

動作：

1 手握毛巾捲或海綿球。

2 把手裡的毛巾捲或海綿球用力抓緊直到陷入手心裡，並感覺到手指頭有在用力。

3 再慢慢回復原位。每天 3 次，每次 10 下，每下停留 10 秒鐘。

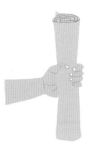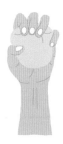

穴道按摩 + 養生茶飲　媽媽保養永不嫌遲

　　媽媽們職場、家庭兩頭燒，因為做家事、抱小孩等勞動，加上工作時長時間打電腦，容易使得手部出現痠痛，甚至成為媽媽手。建議媽媽們可先透過穴道按摩以及中藥茶飲，緩解勞損引起的不適；若症狀持續嚴重，仍須就醫接受治療，以免產生無法復原的傷害。

　　就中醫的保養立場而言，適度休息、避免施力過度，均是避免肌肉肌腱受傷的關鍵，不過許多媽媽都是長年勞動所造成，面對手部痠痛，總是不以為意。建議不妨先透過按壓下列穴道與或沖泡養生茶飲來自療，保健身體永遠不嫌早。

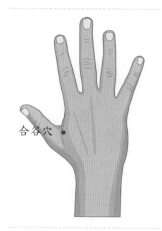

合谷穴

位置：手部大拇指第一個關節橫紋正對另一手的虎口邊，拇指屈曲按下，指尖所指處就是合谷穴。

功效：合谷穴屬於手陽明大腸經。位於手背虎口處，於第一掌骨與第二掌骨間陷中。主治齒痛、手腕及臂部疼痛、口眼歪斜、感冒發熱等症。

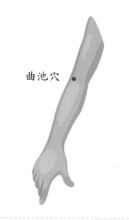

曲池穴

位置：把手彎曲靠在胸前，肘關節外側會出現橫皺紋，曲池穴就在這個皺紋的頂端處。

功效：屬於人體手陽明大腸經上的重要俞穴之一，專治咽喉腫痛、牙痛、手臂腫痛、腹痛吐瀉、高血壓、手肘疼痛、眼疾、貧血等。每日定時指壓該穴位數次，可改善手腕痠痛症狀。

手三里穴

位置：在前臂、手肘彎曲處向前 3 指幅，用手按就
　　　痛之處，屬於手陽明大腸經的腧穴。

功效：這個穴位專治肘臂疼痛、上肢麻木、腹痛、
　　　腹瀉等，每日用手指按壓，從手肘到手腕都
　　　會產生酸麻的感覺；也可用掌心按壓，做較
　　　大幅度的推揉。

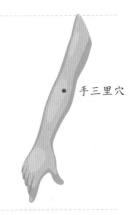

手三里穴

黃耆五物茶飲

材料：黃耆 5 錢，白芍、桂枝、生薑
　　　各 3 錢，大棗 10 顆。若急性
　　　發炎疼痛劇烈，加倒地蜈蚣 3
　　　錢；若是慢性發炎痠痛，則加
　　　牡丹皮 3 錢，桃仁 1 錢。

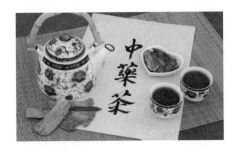

做法：

1. 上述中藥材用棉布的藥袋包好備用。

2. 在鍋中倒入 1,000cc 清水並放入中藥包，先以大火煮至沸騰再轉小火煎煮 10
　 分鐘，熄火並趁熱飲用。

［上肢部位］

腕隧道症候群（滑鼠手）

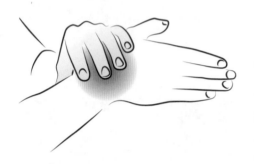

想想看，你的手是否曾經出現以下這種症狀？

坐在電腦前面工作了一段時間後，手部從大拇指、食指、中指，一路酸麻到無名指；騎摩托車時，不管是緊握把手或催油門，手麻症狀特別明顯；晚上睡得正沉時，手指或手掌竟傳來一陣酸麻不適感，半夜有時還會麻到驚醒過來……，這都是臨床上十分常見的腕隧道症候群症狀。若遲遲沒有改善，有時候嚴重起來還會出現肢體無力的現象，可能連右手都無法拿筷子夾食物，左手把碗端穩，還會出現困難。

這個症狀其實有一個蠻俏皮的戲稱：滑鼠手，顧名思義就是常使用滑鼠的人會產生的症狀，但在醫學上的正式名稱稱為「腕隧道症候群」。

此症狀不僅僅會發生在常用電腦滑鼠的人身上，若使用同一個不正確姿勢過久，手掌會產生麻痹現象，尤其是大拇指內側、食指、中指及無名指兩側，會有出現持續性麻痹的感覺。

只是看到這邊，一定很多人心裡有疑問：「什麼是不正確的姿勢呢？」嚴格說來，手掌與手臂原本應該要呈一接近水平直線的自然角度來工作，但如果手掌上抬角度太大，或是相對於呈水平的手掌而言，前臂上抬角度太大，就會對手腕韌帶產生負荷，進而引起緊繃、痠痛、麻痹現象，這就是不正確的姿勢。而改善不正確的姿勢與讓手腕適時的放鬆，則是改善滑鼠手的不二法門。

現代人職業病 「滑鼠手」好發女性

人體手掌腕骨的骨頭排列就像英文字的「U」，上面覆蓋著橫腕韌帶，形成一個有如小隧道的空間，腕隧道內有血管、控制手指活動的肌腱，以及支配大拇指、食指、中指、無名指靠拇指側半部感覺的正中神經。

當手持續做伸展、彎曲等過度使用動作時，常會造成橫腕韌帶增厚，導致腕隧道內的空間變窄、壓力增加，進而壓迫血管、肌腱、正中神經。此外，因血管、肌腱的結構比較強健，結構脆弱的正中神經，便會率先出現酸、麻、痛得感覺，而這就是為什麼現代人容易受到腕隧道症候群困擾的主因。

手部主要由橈神經、正中神經、尺神經等 3 條神經支配，手腕則是由 8 塊骨頭形成的複雜關節群，而正中神經通過手腕的部分，正好是腕骨與橫腕韌帶所形成的隧道空腔，一旦因錯誤姿勢造成手腕上抬角度持續太久，便可能會影響到手腕骨頭的排列，或因橫腕韌帶受力負荷太大而增生變厚，導致隧道空腔口徑變小，擠壓到正中神經，於是產生手指無力、麻木及刺痛感的症狀。

手部肌肉示意圖

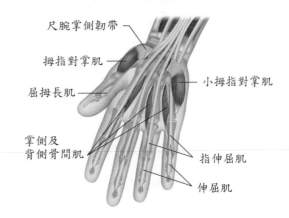

尺腕掌側韌帶
拇指對掌肌
屈拇長肌
掌側及
背側骨間肌
小拇指對掌肌
指伸屈肌
伸屈肌

獵殺滑鼠手

「腕隧道症候群」是現代人常見的一種職業病，多發生於電腦（鍵盤、滑鼠）使用者、職業鋼琴師、木匠、裝配員等需要做重覆性腕部活動等職業的人身上。而其中又以女性患者為主，發病率約比男性高出 3 ～ 10 倍。除了上述提到生活中過度使用手腕肌肉，容易出現「腕隧道症候群」症狀外，懷孕後期的女性，風濕性關節炎、糖尿病患者，甚至是出現內分泌異常、多發性神經炎

問題的人，乃至於手部有腫瘤、手腕骨折或脫位等因素者，都可能是發生「腕隧道症候群」的原因之一。

　　一般說來，患者初期會常感到大拇指、食指、中指及無名指的兩側出現麻木刺痛感，加上夜間時症狀加劇，導致患者會在睡眠或清晨即將起床前因手腕麻痛而醒來。不過，此階段的病徵尚屬輕微，治療時只要避免腕部過度勞累、適度伸展、勤做復健即可。

手指麻木刺痛　復健治療告別滑鼠手

　　「滑鼠手」是骨科門診中常見的病灶，嚴重時需要開刀治療，而患者經微創手術，腕部及手指麻痛感頓時消失，且能恢復日常工作，遠離長期疼痛夢魘。故而在治療上，患者初期只需注意避免手腕過度勞累即可，包括適度休息、使用護具、勤做復健與配合藥物治療等。若手腕神經已經嚴重受損，甚至開始出現肌肉萎縮時，醫師通常就會考慮說服病人儘早接受手術治療。常見的手術作法是切開壓迫正中神經的橫腕韌帶，而在手術後，病患更要記得尋求進一步的「復健治療」，協助受傷的肌肉盡早恢復功能，以期達到最好的療效。

　　不過，預防勝於一切，手腕疼痛自然也不例外。如已有上述症狀發生，千萬別等到已無法忍受了才問診就醫。唯有早期診斷和治療，才能有效預防病情惡化與復發。至於在家中或工作時，也可透過一些小動作來降低發生與惡化的機率。

　　滑鼠手是指手部韌帶發炎，如果太嚴重壓迫到神

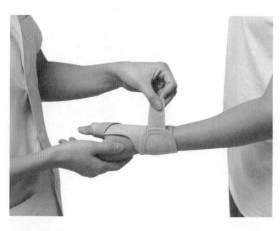

適時地使用護具或減少手腕肌肉過勞。才能避免滑鼠手找上你。

6 招自療運動，告別滑鼠手

做法	功效
讓手腕處於自然狀態	避免讓手腕長久處於彎曲、伸展或扭轉狀態，儘量讓手腕維持自然伸直的姿勢。
減低重覆性手部動作	即使簡單、輕易的工作最後也會引起傷害。若可能，要避免動作的重覆或用同一伸展姿勢握住東西太久。
減少速度和力道	若從事要手部用力反覆的動作時需將速度減慢，讓手腕有時間從勞動中再恢復過來，或使用工具幫忙減少出力。
注意握姿	大拇指和食指的抓、握或上舉動作會讓手腕產生壓力，所以要練習並使用整個手部（包括手指頭）去抓握東西。
讓雙手定時休息	讓雙手輪流休息或是交替輕、重的工作。
有條件肌肉強化練習	特定練習可強化手腕和前臂的肌肉群，減少不良手腕姿勢的軟弱肌肉的代償需要。

經，便發展成腕隧道症候群，中醫多半以針灸、外敷藥加上內服藥來治療手腕疼痛，其實最重要的還是讓患處多休息，若能自己熱敷、加上適度地按壓穴位舒緩，也能改善疼痛情況。只是針灸過程會非常痛，要如何自救，幫助手腕加速康復呢？

以下 3 個穴位可幫助肌肉放鬆、緩解神經，建議用大拇指指腹輕按後再熱敷手腕，或是先熱敷再按穴位，唯獨千萬不可以用力推、捏，以免患處疼痛加劇。

1. **魚際穴**：大拇指根部一塊泛白的地方是大魚際，在大拇指根部和手腕連線的中間點。
2. **勞宮穴**：位在手掌正中間，可用中指及無名指彎向掌心，5 指尖所指的中間部位。
3. **孔最穴**：手肘窩紋靠拇指外側往下 4 個手指寬處。

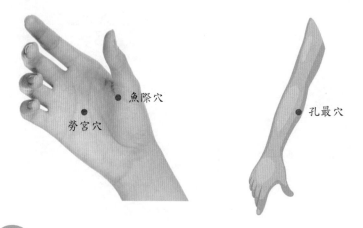

魚際穴

勞宮穴

孔最穴

健康 小叮嚀

中醫觀點認為「酸令筋急」，意指酸的食物會讓筋絡收縮，加重筋骨不舒服的情況，請盡量避開過酸的食物，緩解痛感。
1. 避免食用辛辣、刺激或冰甚至是如醋、檸檬等口感較酸的食物。
2. 讓患處多休息。

［上肢部位］

板機指

大家可別小看做家事可能帶來的後遺症，覺得平時不過刷刷鍋子、擰乾拖把，認為這些小動作絕對不致於傷筋動骨的；然而孰不知正是因為操作過於頻繁，加上身體某部位施力過度，倒致許多媽媽常常覺得手很痛，甚至連要撐起大拇指比個讚都很困難，這就是俗稱「板機指」的主要症狀之一，可說是媽媽們最常見的手部疼痛症狀之一。

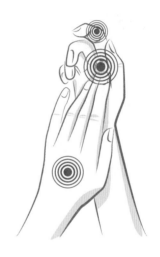

板機指是因為手指彎曲動作太過頻繁或過度出力，手指屈肌肌腱在反覆使用與摩擦頻繁時，引起手掌內側掌指關節處的肌腱腱鞘發炎腫脹，使肌腱滑動困難，久了就在指頭基部產生硬化結節卡住肌腱，造成手指在彎曲想伸直或伸直想彎曲時會卡住或劇烈疼痛，指節無法完全伸直或彎曲，手指形成類似扣板機的情形，有時手指進行伸展動作時還會發出「喀」一聲，因此被叫做「板機指」。

過度使用手指　好發大拇指與中指

「板機指」的正確學名是「狹窄性肌腱鞘炎」，在骨科門診中相當常見，是一種因肌腱發炎，導致手指彎曲，呈現猶如扣板機模樣的一種疾病，也正因此才會被戲稱為板機指。患者通常會發現自己的手指頭在先彎曲後伸直時會卡在肌腱滑車，導致尾端指節無法完全伸直，或在伸直時會有阻力，手指頭關節握拳後無緣無故卡住不能動，需要另一手去扳開，若過度用力就會感到疼痛，

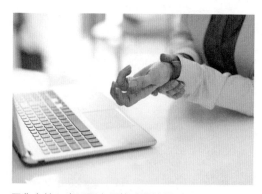

工作之餘，也不要忘了找時間讓雙手休息一下唷！

十根手指頭都有可能患病，其中尤以大拇指最好發。而「肌腱炎」是指肌肉附著於骨頭上方的帶狀構造，主要作用是肌肉的力量傳到骨頭以帶動關節。如果因長時間維持或反覆特定動作，容易造成肌肉緊繃，肌腱慢性發炎，當動作特別用力、施力姿勢不正確、長期作用同一方向或特殊動作時，就會出現疼痛。

「板機指」主要是因為手指過度使用，造成肌腱發炎所致，但大家可千萬別以為只有生產線員工才會罹患，事實上，包含電腦族、長期做家事等過度使用手指的動作都是高危險群。

板機指復健

因為「板機指」的正式學名是「手指屈肌腱的狹窄性肌腱鞘炎」，因此大多數人常以為是這是指間關節出問題，其實是手指與手掌間的韌帶出問題，雖然五隻手指頭都有可能因為過度使用而罹患板機指，但最常見的還是大拇指、中指跟無名指。

有患者需長時間反覆抓握重物，因為長時間施力過度導致手掌有一個局部突起疼痛點，手指一彎曲便會發出「喀」一聲，嚴重影響工作效率及日常生活，後檢查確診為板機指，經微創手術治療，讓手指恢復正常活動，不再手指卡卡。

並非關節疾病 注射類固醇最直接

事實上，板機指最直接的治療方法就是注射類固醇，通常超過一半的病患症狀可獲舒緩，因為類固醇有消炎止痛的效果，很快就覺得患部有改善，另外，

也可同步進行熱敷、超音波等物理治療，但最好的方法還是減少手指過度使用，適度讓手指休息。

過度使用手指都有可能產生板機指，尤其以大拇指與中指最為常見，但是少數因為先天性或代謝問題等疾病也可能產生板機指。建議大家不要讓手指頭過度使用同樣一種姿勢來工作，或避免過度操勞，除了滑手機、玩電動、打電腦、切菜等活動容易產生板機指外，過度且用力按壓遙控器的情形也須特別注意，應儘早替換容易使用的遙控器，減少不停按壓轉台的狀況。

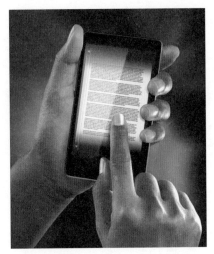

3C 低頭族罹患板機指的比例相當高。

板機指「喀」住 多休息泡熱水緩解

一般來說，板機指可透過熱敷、按摩、復健、擦藥等保守治療緩解不適，但羅姓老婦除了上述治療方法，也嘗試過針灸和局部施打類固醇，持續約 1 年的時間，板機指症狀都未有改善，前陣子因過年打掃又導致症狀更嚴重，連拇指指端關節處也無法彎曲，因而決定手術治療。

想要改善肌腱炎帶來的生活困擾，首先應瞭解造成患部肌腱發炎的原因、姿勢和動作，並加以避免。接著，再針對疼痛予以治療，情況輕微者，只要適度休息或服用止痛藥即可緩解；嚴重者，可透過熱敷、超音波、紅外線等物理性治療，改善攣縮、萎縮的肌肉，使關節恢復活動度和及肌肉彈性，減少發炎和疼痛的反應；病情更嚴重者，不妨注射分子量較大、傷害性小的類固醇。不過必須提醒的是，若病症已經嚴重到類似「板機指」的關節僵硬、無法伸屈時，則必須以手術治療。

此外，有空時輕輕按壓以下兩個穴位，也有助於舒緩板機指所帶來的疼痛，大家不妨試試看：

大陵穴

位置：手掌攤開、手心向上，手腕橫紋中間凹陷處即是大陵穴。

功效：在大陵穴上下附近按揉後，看哪一手指痛，就從大陵穴一直推按到痛的手指，再把患指捏著往外拉一拉，筋就會鬆了。

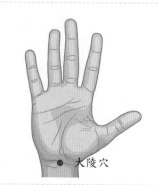

大陵穴

中渚穴

位置：位於手背，在無名指和小指掌骨小頭後的凹陷處。

功效：按壓此穴位可治療手指無法屈伸，或手指活動不靈光，也可舒緩手麻症狀。建議按完穴位後，可反覆作握拳、鬆開、伸展手掌等動作，強化運動功能。

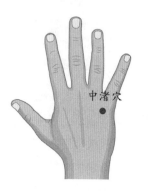

中渚穴

健康 小叮嚀

若出現急性紅腫發炎症狀時可先冰敷，平時更要避免不當姿勢與過度施力。

［下肢部位］

退化性關節炎

俗語説：「人未老，關節先老」，即便是機器，經年累月地使用也會有損壞的一天，尤其是愈精密的機器愈容易磨損，人類的膝關節就是如此。

不管是男是女，幾乎都會被某種程度的退化性膝關節炎困擾，超過 50 歲的中年人發生率為 20% ～ 30%，到了 70 ～ 80 歲時

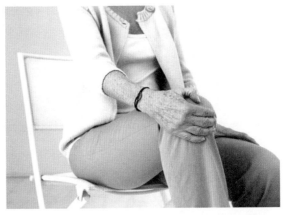

膝蓋是人體重複使用相當頻繁的部位，勤保養才能確保無虞！

發生率更高達 70% 左右。只是大家一定都很困擾，人的膝關節為什麼會退化？

其實，膝關節為大小腿骨骼交接處，是構成人體結構中最精緻的部位之一，猶如齒輪一般，中間有極富彈性的軟骨做折衝，週邊則附著著支持關節活動的韌帶及肌腱，這些組織彼此巧妙地配合，讓我們能夠站立、行走、蹲跪、跑步、跳高、上下樓梯等。至於膝關節能夠承受身體多少重量呢？站立時，它便承受了幾乎相當於體重的重量。平地行走時為體重之 4 倍，爬升時為體重之 7 倍，跳躍時為實際體重之 15 倍。舉例來説，一個體重 50 公斤的人，當其膝關節在跳躍時，所需承受的壓力就有 750 公斤這麼多，其負載量之大，可見一斑。

膝關節雖然是一部構造精良的機器，然而每天承受這樣巨大的負擔，隨著年齡增長，軟骨不斷磨損，韌帶及肌腱的彈性慢慢消失，若再加上過胖的體重及不適當的運動，任憑怎麼耐用的機器也會有運轉失靈的一天。

關節退化高危險群 近百萬人深受其害

　　根據醫學統計，台灣有近 100 萬人有關節老化的問題，而 60 歲以上的老年人、運動員、農夫等是主要高危險群。臨床上，膝關節可分成內外兩側及前側 3 個關節面，在膝關節交界的地方，骨頭上面覆蓋著一層軟骨，主要由膠原纖維、軟骨細胞以及它所製造的蛋白聚醣（包括玻尿酸等）與水分所構成。正常的膝關節內側關節面承載壓力較外側大，約為 65：35，關節面的磨損內側較外側嚴重，一旦膝關節有退化現象，常常會引起關節腫脹疼痛，以及行走及上下樓梯困難等症狀。

　　上坡時，膝關節承受 4 倍體重的壓力，下坡時，則需承受 7 倍體重的壓力，因此，隨著年齡逐漸增加，膝關節表面軟骨自然會慢慢磨損。尤其膝關節退化是造成老年人日常生活不便的原因之一，這些症狀導致許多患者因活動不足而發胖，而體重上升又增加雙膝的負擔，如此惡性循環下，促使退化性關節炎更形嚴重，所以平時控制體重，非常重要。至於退化性關節炎常見的病因有：

1. 自然老化。
2. 關節有外傷。
3. 因新陳代謝疾病所引起，如糖尿病、痛風等慢性病。
4. 關節有細菌感染等疾病，治癒後容易退化。
5. 體重過重者。
6. 先天性關節結構不良。

勤加保養 膝望無窮

　　一般來說，病人會抱怨膝蓋疼痛、不能蹲跪、無法久站、上下樓梯困難、坐久了就站不起來、早上起床時會有關節僵硬的感覺，逐漸地，關節腫脹到連移動走路都會痛，甚至是關節變形……，每當天氣變冷或溼氣大時更會加重關

節症狀，故常被稱為退化性的「風濕」猶如氣象台一樣靈驗。

中醫認為，退化性膝關節炎是臨床上常見的一種多發性關節軟骨疾病，好發於中老年人身上，保守估計影響幅度超過1／3，也就是說，每3個中老年人就有1人深受該病所苦。患有退化性膝關節炎的老人容易因長期處於關節疼痛及關節活動能力受

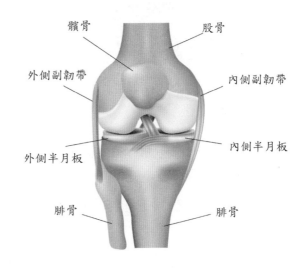

人體膝關節示意圖

髕骨　　股骨
外側副韌帶　　內側副韌帶
外側半月板　　內側半月板
腓骨　　腓骨

限，導致自信心降低，不願外出與人互動，造成社交的隔離，增加老人的憂鬱傾向。

退化性膝關節炎的病理是緩慢的膝關節之軟骨缺損、硬骨與關節週圍組織產生病變，患者會出現疼痛、關節僵硬、肌肉無力的症狀，嚴重時甚至會造成肢體功能障礙，最終可能需接受手術治療或置換人工關節。而大多數人習慣地相信退化性膝關節炎是老化過程的一部分，它的病程沒辦法被遏止或改善。這其實是錯誤的觀念，根據近年來國外知名的風濕期刊研究報告支持，退化性膝關節炎其實有很好的治療方法可供患者選擇，分述如下：

藥物治療

第一類 · 改善症狀的藥

最新一型的非類固醇止痛抗發炎藥物（COX-2 抑制劑），能減輕關節發炎疼痛，並且避免腸胃的副作用及腎毒性，有別於傳統的止痛藥，可降低病人對止痛藥的害怕與疑慮。

第二類 · 修飾關節構造的藥

　　這些藥物是真正治療關節軟骨組織構造，不只是減輕關節疼痛發炎而已，口服葡萄醣胺及軟骨素和關節內注射玻尿酸，即是屬於此類藥物。這二種物質為天然的營養劑（有「軟骨保護劑」之稱），是關節內軟骨細胞合成蛋白聚醣（軟骨成份）所必需之原料，可刺激軟骨細胞增生，恢復退化及修補損傷軟骨細胞的功能。

　　口服葡萄醣胺及軟骨素後的分佈情形，亦經證實能被膝關節軟骨快速地吸收，同時具有和緩的消炎作用，所以早期診斷並服用此類藥物是積極的方法之一。健保有給付此藥，但規定適用於 60 歲以上的病人，且每年內只可使用 6 個月。

第三類 · 關節內注射玻尿酸

　　玻尿酸是一種關節保養劑，從新鮮雞冠提煉精製而成，可直接注入退化的關節內，具有高度保水性、黏彈性和潤滑作用，對關節軟骨親和性高，可覆蓋於軟骨表面，保護軟骨，防止磨損及退化，並可藉其特性抑制發炎，改善關節攣縮，增加關節活動度。

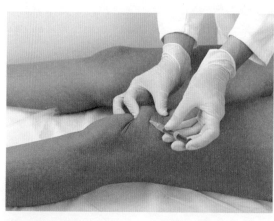

玻尿酸是一種關節保養劑，目前使用相當普遍！

　　玻尿酸關節注射劑不同於「類固醇製劑」，沒有施打類固醇造成的骨頭壞死、肌肉變性、肌腱斷裂的併發症。不僅能使關節面更為滑潤，也能促使病態性關節液正常化，減輕關節老化的症狀，延緩置換人工關節的時間，甚至還可免除手術之苦。

玻尿酸雖能幫助重建損傷軟骨，但為了確保關節的健康狀態，防止關節繼續退化，定期且正確的運動是對付退化性關節炎最好的處方。運動可以增加軟骨中關節滑液的進出，強化關節周圍肌肉、肌腱和韌帶的結構，幫助關節承受重量，支撐身體，對於治療退化性膝關節炎，效果頗佳。

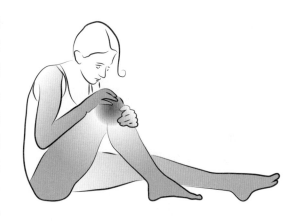

復健治療

病人應儘量避免蹲、跪、跑、跳、爬或上下樓梯，必要時可使用拐杖或矯正鞋以減輕膝關節的負擔。體重過重者建議減肥，病人宜多做抬腿運動、游泳或騎自行車來加強化腿部肌耐力；此外像是熱療、電療、短波超音波及干擾波等，也是復健時常見的修護方式。

手術治療

當關節嚴重退化、軟骨磨損殆盡變形時，可用切骨術、清創術或人工關節置換來恢復關節功能。退化性膝關節炎治療的病程雖然長期且緩慢，但經由藥物治療，搭配適度運動、關節保養及復健，通常能使病情獲得有效控制，不再惡化；目前僅有少數患者會出現嚴重疼痛或畸形的現象。就現在而言，能改善或治療關節退化的藥物正在不斷研發上市中，加上先進的人工關節替代手術，已然提供患者無窮希望及提升生活品質的保障，患者應該積極面對它，千萬不可氣餒。

英國目前有研究指出，針灸可做為膝關節退化性關節炎的輔助治療，減緩膝關節疼痛及增進膝關節活動功能。而中醫治療退化性膝關節炎素以「疏通經

絡、活血化瘀、消腫止痛」為主，以針灸搭配中藥調理來提升效果。而針灸部位除了膝蓋局部穴位之外，還需視患者症狀而調整，針灸可活血行氣的太衝、合谷等穴位；補益肝腎的太谿穴、崑崙穴；利濕之陰陵泉穴、三陰交穴；補益氣血之足三里穴、合谷穴和三陰交穴等穴位，都有不錯的療效。至於中藥調理處方，通常需視個人體質而調整。

輕微運動傷害　釀成行動不便大災難

此外，休閒運動風氣盛行，現代人熱衷於登山、健走、騎單車等運動，許多患者初期以為是輕微的運動傷害，沒想到貼了幾天痠痛貼布後症狀未見改善，甚至出現行走困難的情況，方才就醫檢查發現是膝關節缺血性壞死合併骨軟骨缺損，必須接受膝關節置換和骨移植重建手術，才能恢復正常行走能力。有此可知，不當運動容易造成膝關節受損，引發退化性關節炎或骨頭缺血性壞死，產生疼痛、跛行的症狀。

基本上，實施人工關節置換手術後配合復健，大多數患者可恢復正常行動和運動能力，不過生活上仍需和正常人一樣多注意關節保健，避免增加關節負擔而引發疼痛，加速膝關節退化。以下提供護膝 4 要領供大家參考：

1. 維持標準體重，避免因肥胖增加膝蓋負擔。
2. 平常多訓練膝關節周圍肌肉，如大腿前側的四頭肌、大腿後側的二頭

全膝關節置換術

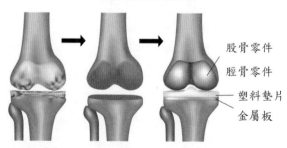

股骨零件
脛骨零件
塑料墊片
金屬板

患病關節　　骨頭切割和成形　植入物質

肌，強壯肌群和關節穩定性，降低關節磨損機率。

3. 避免酗酒和抽菸以及不當使用類固醇等藥物，降低關節病變機會。

4. 運動時量力而為，且建議使用彈性護膝維持關節穩定性，唯護膝不宜長時間使用，建議間歇性配戴，以免肌肉過度依賴護膝而加速退化，導致膝關節問題惡化。

新興 PRP 注射治療　軟骨增生緩解關節炎

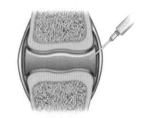

退化性關節炎不一定是老化所引起，關節性病變所造成的慢性發炎也是致病主因之一，曾有接受膝關節鏡手術的患者，一開始因為膝關節開始腫脹積水，口服藥物治療無效後，轉至門診接受抽除膝蓋積水治療，雖然疼痛有改善，但膝關節依舊時常腫脹積水，最後在醫師建議下進行血小板血漿注射治療，疼痛明顯減輕，膝關節積水次數和抽取量日漸減少，恢復正常的行走能力。

高濃度血小板血漿（PRP）是近幾年針對早期退化性膝關節炎所研發出的新興療法，血小板含有癒合骨頭、軟骨等組織的生長因子，可促進軟骨細胞增生，抑制關節發炎腫脹，緩解膝關節炎疼痛，幫助磨損的軟骨增生，臨床療效已在國內外骨科學術期刊及會議發表。

PRP 治療是抽取患者的自體血液經離心處理後，抽取上層富含生長因子的高濃度血小板血漿（通常 32 毫升血液約可萃取 4 毫升血小板血漿），再由醫師注射進患者治療的關節內。目前在膝關節退化發炎腫脹疼痛的治療當中，除了物理復健、口服止痛藥物以及關節內玻尿酸注射之外，注射高濃度血小板血漿可以提供更好的疼痛控制、消除腫脹積水、促進軟骨增生。

患者通常在實施 PRP 治療當日即可返家休息，不需住院，唯膝關節必須妥善保護 2 周，避免從事劇烈運動，藉由生長因子的作用，開始促進關節內軟骨等組織生長及抑制發炎腫脹，達到減輕關節疼痛、增加膝蓋功能的效果，進而使飽受膝關節退化痛苦的患者，能夠獲得更好的生活品質。

［下肢部位］

小腿抽筋

　　相信很多人有過小腿肚或腳底突然抽筋的經驗，在日文裡形容是「腿肚子翻過來」。腿肚子翻過來就代表身體出現不適症狀了。從平安時代（西元794～1158年）開始，日本人便俗稱小腿肚為「腿肚子」。日文一般將肉肉的部位稱作「肉塊」，所以又有「小肉塊＝腿肚子」的說法。

　　當時在字典裡，已有「轉筋」指腿肚子翻過來之記述。抽筋的劇痛，就像肌肉整個翻轉過來的感覺，所以這個命名十分貼切。原來古人也與我們一樣，有過這種痛到全身扭曲的感覺呀！

　　追究小腿肚抽筋的原因，大多無解。但是「身體疲勞造成肌肉乳酸堆積；突然激烈運動、壓力過大；缺乏水分、礦物質、維生素；飲酒過量」等，都會造成小腿肚抽筋。小腿肚一旦抽筋，請反省自己是否過於逞強？或是不注意生活習慣？有時治療糖尿病、動脈硬化、椎間盤突出、肝硬化、靜脈瘤等疾病，或是心臟病、高血壓等藥物的副作用，也會引起小腿肚抽筋。所以如果小腿頻繁抽筋且劇痛難耐，最好立刻到內科或骨科求診。

　　小腿抽筋的學名稱為腓腸肌痙攣，屬於痛性痙攣，特徵是小腿肌突然有強直性痛性痙攣，痛處難以名狀，持續數十秒或數分鐘，甚至更久。發生小腿抽筋的原因可能如下：

1・寒冷刺激：因為外在環境較冷、潮濕時引起痙攣。

2· 過度疲勞：在旅行、登山時，小腿肌肉過於疲勞引起。

3· 睡眠姿勢：長時間仰臥、俯臥都可能引起。

4· 睡眠過久：血液循環降低所引起。

5· 電解質失衡：因代謝問題，使鈉、鉀、鎂、鈣等電解質失衡引起痙攣。

6· 其他，例如動脈硬化或很多不明原因等因素引起。

讓小腿不再抽筋

小腿抽筋是肌肉自發性的痙攣，中醫理論將原因分為「陰血不足」、「受寒」和「肌肉緊繃」等3大類型。

陰血不足的情況好發於中年後或懷孕中後孕期的婦女，因像土壤的小腿缺乏足夠的水分和養分，肌肉僵硬乾燥、無彈性，容易發生痙攣症狀，建議用補陰濡潤的中藥，如芍藥、當歸等，養血柔筋，緩急解痙，以恢復肌膚的彈性及延展度。

「受寒」則常見於易手腳冰冷、怕冷容易感冒者。中醫認為「寒主收引」，當人體保衛功能不足，又在睡眠時將腳暴露於被子外，或是接受冷氣、電扇直吹，又或是常穿短裙短褲，都易使寒氣入侵。除了可平時多運動增強自身體能，也應注意平時及入睡時下肢的保暖。

多數女性愛穿高跟鞋，特別是不合適的鞋子時，壓力由雙足向上延伸遞減，長期下來除了使下肢易抽筋外，也造成了腰酸背痛，甚至是足部、小腿及脊椎的骨骼形變。另外，運動前未做柔軟操、運動後未拉筋放鬆肌肉，也都是容易導致自發性痙攣的原因。

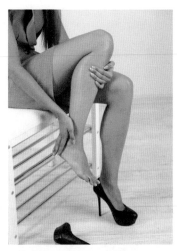

長時間穿高跟鞋容易使腿部肌肉變得緊張，引發小腿抽筋。

發生腳抽筋時，可以按摩及熱敷抽筋的腿部肌肉，並小心地以踝部進行繞圈運動，也可以很快減輕抽筋的疼痛症狀。預防方法是避免長時間步行或久站，站立或行走 30 分鐘，建議休息 10 分鐘。補充適量的水分，尤其是在白天，固定時間內喝一定量的水分是必要的。

預防與治療小腿抽筋的方法

　　痙攣輕度者，活動下肢應能自行緩解，若是在臥床時發生，應先下床，扶床站立，讓血液能夠流動。重度者，可熱敷及按摩腓腸肌，也可以緩解用藥油擦揉局部。捏壓合谷穴、人中穴，也就是虎口和人中。捏壓約數十秒，疼痛應會緩解。按摩腓腸肌，可以緩解小腿肌肉僵硬、劇痛等症狀。

　　一些老年人在夜間睡眠中或白天休息時會發生腿抽筋。引起老年人腿抽筋的原因很多，通常人們總是把腿抽筋和缺鈣聯繫在一起，因為缺鈣確實會引起腿抽筋。但老年人腿抽筋並非都是缺鈣引起，有相當一部分老年人發生腿抽筋是與腿部血液循環不良有關。

　　中老年人幾乎都有過小腿抽筋的經歷，很多原因可引起中老年人腿抽筋。腿經常抽筋，尤其是夜間加重的中老年患者，可能多誤以為是缺鈣，長時間大量補充鈣劑，而延誤了下肢動脈硬化閉塞症的診治，尤其是有心腦血管病、高血壓、高血脂、糖尿病家族史者，當出現下肢痠痛、腿抽筋、行走不便等症狀

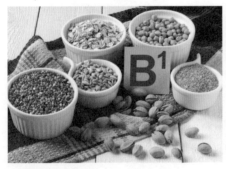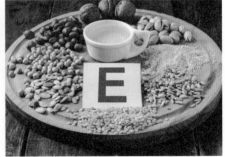

適時補充維生素 B1、E，可有效降低小腿抽筋的發生。

時，應該想到是否有動脈粥樣硬化，如下肢動脈閉塞症。

　　對於寒冷、疲勞或營養不良引起的小腿抽筋，睡前可用溫水泡泡腳，或睡眠中多注意保暖，並適當做一些腿腳的按摩，注意合理膳食、均衡營養、適度運動、多曬太陽，適當補充維生素 B 群、維生素 E 等，都能起到良好的預防作用，但是若抽筋的狀況經常發生，建議還是應立即就醫檢查比較好。

健康 小叮嚀

當身體感到緊繃時，按摩可以有效舒緩，而按摩時可選擇搭配含一條根、海芙蓉萃取物等草本按摩霜，於按摩時塗抹更能使肌膚放鬆解除疲勞，由於按摩霜產品水性質地較為清爽且不油膩，肌膚較好吸收，而草本精華的產品不含西藥，更適合居家養護，使用起來也較無負擔。

但市面上販售的一條根產品種類繁多，需求者應留意成分，最好選擇成分齊全、不含西藥，或知名品牌，有專家推薦的商品較為合適。

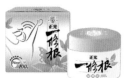

下肢部位

足底筋膜炎

　　早上起床雙腳踩地，若發現自己的腳底板出現疼痛現象，奉勸可別掉以輕心喔！而這個症狀在醫學上有個專有名詞，叫做「足底筋膜炎」，主要是腳底足底筋膜與跟骨結合處的結構受到傷害，所謂的「發炎」指的是結構損傷後的反應。病因與腳的結構、腳行走時的力學變化及環境密切相關，例如過度肥胖、扁平足、內旋足、足跟阿基里斯肌腱太緊太短、過度行走，或是鞋子不合適等，都是可能的病因。

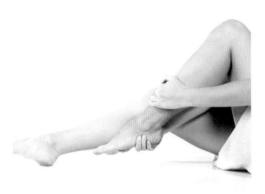

若讓腳底長時間承受過重壓力，小心足底筋膜炎找上你。

　　通常「早上一下床，踩地那一瞬間腳跟非常疼痛」，這正是足底筋膜炎發作初期最典型的症狀，也是重要的警訊，患者若沒有適當的治療或休息，讓足底筋膜復原，症狀通常只會越來越嚴重，甚至到走路或站起來就引發足底疼痛，直達「寸步難行」的地步。患者初期會感覺到右腳跟確實常有短暫疼痛現象，而且是早上剛下床腳一踩地時，腳底板就會出現劇烈疼痛，但因不適症狀在 2 ～ 3 分鐘內就會緩解，所以許多人習慣不去理睬，未進一步就醫，進而導致病情越來越嚴重。

足底筋膜如橡皮圈　彈性漸失易受傷

　　年輕人的足底筋膜及周遭相關的韌帶或肌肉延展性都很好，因此除非大力

拉扯，否則肌腱與骨頭結合處很少受傷。但隨著年紀增長，韌帶、肌腱逐漸退化，足底筋膜慢慢纖維化，使足底筋膜的延展性或彈性越來越差，彈性變差的足底筋膜無法應付突如其來的伸展張力，就很容易在有壓力的情況下破裂及損傷，發生足底筋膜炎。

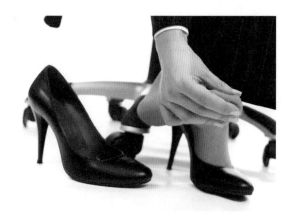

雙腳吸收全身的震動，過度使用就會發生問題。

若發現早晨起床、踏地時會伴隨腳跟疼痛的不適感，建議應儘快就醫檢查。目前可透過超音波準確評估足底筋膜炎的正確位置及病灶嚴重度，在治療上，大多數病患都可經由矯正外在原因、復健來改善急性期疼痛，且隨著症狀越來越輕微，後續的復健訓練更可修復受損的足底筋膜，減少復發機率。

足部吸收全身震動　過度使用易出槌

人類的雙腳，承擔全身體重，不管是走路、上下樓梯、跑步時，雙腳都得吸收數倍體重的震動力量。當雙腳踩在地上時，足弓要往下壓，會把從五隻腳趾頭延伸到腳跟骨的足底筋膜拉長，足底筋膜的表面有脂肪墊，可用來吸收震動的力量。當腳要往前推進時，掌趾關節要做背屈的動作，足弓會往上拉得很緊、足底筋膜往前收縮，才能產生動力前進。

因此，在走動時，足底筋膜是動態的變化，扮演著足部天然避震器的角色，具有維持足弓、給予吸收震動，以及往前推進的力量。特別是附著在腳跟骨處的足底筋膜，受力最大，是最容易因重複牽扯而發炎、腫脹的位置。有時，牽引的力量還會造成腳跟骨的骨膜直接刺激，水平增生骨刺。若剛起床時，腳跟即痛到站不起來，甚至連走路去看醫生都有困難時，不妨用力按摩附著在腳跟骨處的足底筋膜，讓局部壓迫足底筋膜的發炎液體散開，暫時紓解無法走路的

疼痛。這也是很多足底筋膜炎患者，有時走一走，局部疼痛會緩解，但久坐再站起來，又會出現局部腫脹、痛到不行的主因。

不再寸步難行

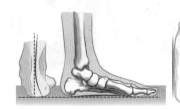

扁平足

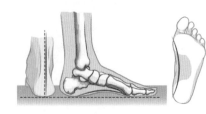

正常的足底

骨科醫師表示，足底筋膜是由一種很厚、很多層的纖維筋膜所構成，起點在腳底跟骨的前方，呈放射狀向前延伸成一扇形而附著於趾骨上。中央的部分最明顯，又分為表層和深層，作用是拉緊跟骨及足部，使腳底成一弓弦狀，使人類在行走時能承受足底的壓力，使足部具有彈性，吸收走路腳板著地時來自地面的反作用力，當其過度使用或受到不正常的拉力，皆可能導致發炎現象。

別以為只有跑步才會造成足底筋膜炎，爬山也有同樣的症頭！例如全家大小趁著好天氣，一起外出賞花、登山健行，但是走著走著竟發覺腳底特別疼痛……；又或者，隔天早晨時下床一踩地時就驚覺腳底板刺痛，這些情況是典型的「足底筋膜炎」症狀，不可不慎。

足底筋膜為腳部避震重要的構造之一，發炎主因包括過度使用、運動時間過長、體重過重、常穿著高跟鞋或薄底平底鞋，或是內旋足等足部結構不良，造成足底筋膜過度伸張，導致發炎。最典型的症狀，就是早晨下床或休息後的第一步，足底凹窩的部位劇烈疼痛，而疼痛會隨著活動稍微緩解；直到晚上休息時，疼痛又會復發。治療方法包括：熱敷、電療、超音波等，患者除了減少活動外，也可搭配熱水足浴放鬆下肢及足部肌肉，或是定期進行小腿及足部的伸展運動。

1. 採弓箭步或用浴巾牽拉前腳掌來伸展阿基里斯肌腱，每次維持 20 秒，反覆 10 次為一組，每天做 3 組。

2. 腳掌往及外往內翻轉，以伸展足底筋膜。

3. 腳底滾球按摩，每次 3 ～ 5 分鐘，每日 2 ～ 3 次。

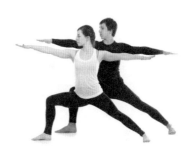

凡事勿過量 足底筋膜炎不用怕

此外，如你是高足弓或扁平足者，可以用矯正鞋墊加強支撐，或透過減重來達到減輕足部負擔的效果。足底筋膜炎很擾人，但只要適當改變運動型態，及時接受治療，確實復健並堅持自我足部照顧伸展運動，一段時間後又可以健步如飛，到處趴趴走。

要注意的是，若出現足底筋膜炎症狀，首先要做的就是休息、不搬重物、不要長時間走路，並且停止運動，症狀若來得很急，可以冰敷來舒緩疼痛；其次，足底筋膜炎雖然痛起來很難受，甚至有人治療很久卻不見好轉，但只要找出原因，改掉它並耐心接受治療，9 成的足底筋膜炎患者都可以有很大的改善。

1. 預防再復發，減輕體重的負荷很重要。

2. 減少過度使用腳底，暫時避免站立太久，爬山、健行、走健康步道和慢跑，直到疼痛完全消失為止。

3. 慎選鞋子與鞋墊，鞋子大小要適中，合腳很重要。

4. 鞋底不能太薄也不要太硬，要有一定厚度，以軟底鞋墊為宜，如需長時間站立，足弓內側的足墊要有支撐且可吸震，藉此把力量分散出去。

5. 建議足跟杯墊中間要有凹槽設計，兩邊漸高才能使足底筋膜或脂肪墊組織能向中央集中，踩下去吸震效果較佳，避免足底筋膜過度緊張而受傷。

其實因應足底筋膜炎的最佳治療對策就是找骨科醫師就醫，經過醫師詳細問診及觸診，必要時再照 X 光片確定病情，給予藥物治療，方為上策。此外像是冰敷、抬高雙腳，讓小腿休息等，都能減輕疼痛。

此外也可到復健科接受超音波、經皮神經電刺激等物理治療，病況嚴重時，可考慮在疼痛點注射少量類固醇來緩解。目前只有不到 10% 的患者經過 6 個月治療仍然無效，需要手術治療，方法為切除部分足底筋膜，大多數患者都可因此得到滿意的改善。而目前發展出的內視鏡足底筋膜切除術，只有 1 公分左右的傷口，恢復期比傳統手術更快，傷口疼痛也可大幅減輕。

按壓搓揉湧泉穴　舒緩足部痠痛

足底筋膜炎其實與筋膜結構退化有關，平時除了減少站立，在發生腳痛時，可多按壓湧泉穴作為保健之用。

湧泉穴位在足底筋膜的中心，於腳底人字紋中點，於足底二三趾間線直下，腳掌從上往下約 1／3 處，按壓有固筋骨及降壓，具輔助調整體質作用，民眾平時在家可以兩手大拇指輪流搓揉，就能適度舒緩腳部痠痛，也能預防足底筋膜炎上身。

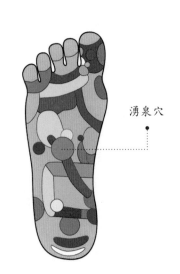

湧泉穴

固足中藥可多吃　預防衰老強身健體

另外，藥膳也可輔助護腿固足，中醫認為筋骨肌肉衰老退化多與腎虛有關，透過補腎藥方可輔助改善之，中藥杜仲、川續斷、桑寄生、生黃耆、淮山藥、淮牛膝等可補腎氣；山茱萸、生地、女貞子、何首烏則是養腎陰；體質較虛寒者可用仙茅、仙靈脾等，唯用藥不宜太過燥熱，以免虛不受補。

若能力與時間許可，不妨準備杜仲、肉蓯蓉與巴戟天，加上適量食材燉煮成藥膳食用，藉此輔助強健腿部肌肉。具體做法是：

1. 將杜仲 3 錢、肉蓯蓉 3 錢、巴戟天 3 錢洗淨後裝入紗布袋中。

2. 準備雞肉或排骨 1 斤，洗淨切塊，與藥材一同燉煮半小時，每 3 天服用 1 次，共服用 15 天。

健康 小叮嚀

急性期足底筋膜炎保護口訣：PRICE

P（保護）：修正運動或工作型態並提供足底緩衝，如跑步量太多、走太多路的情況，要先調整。

R（適當休息）：由於站太久或走太久，導致足底筋膜開始過度緊張，進而導致發炎，所以適度休息很重要。

I（冰敷）：急性發作期可冰敷，例如用紙杯冰凍一杯水，取出後可放在腳底一邊冰敷一邊按摩，藉以舒展足底筋膜。

C（包紮適度壓迫）：在急性發作期，可在醫護協助下進行包紮適度壓迫，避免過度移動再造成反覆疼痛。

E（腳抬高）：睡前可抬高雙腳，讓足底筋膜充分休息，避免發生急性期疼痛感。

［下肢部位］

拇趾外翻

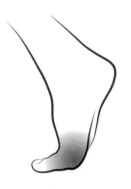

　　女人的鞋櫃永遠少一雙鞋，但花錢買鞋事小，硬穿不合腳的鞋，代價可能就得動刀解決！現代女性因為工作需要，必須長時間穿著高跟鞋，有時遇到喜歡的款式，即使尺寸不合腳也一樣衝動買下，還硬把雙腳塞進小 1 號的鞋子裡，長期下來導致兩腳變形，拇趾外翻嚴重，痛到根本無法行走，直到手術矯正才逐漸恢復正常。根據骨科門診發現，平均每 3 ～ 4 名求診女性患者中，就有一人有拇趾外翻的困擾，即可證明。

　　「拇趾外翻」顧名思義就是大腳趾與第一腳掌骨（即蹠骨）關節處由中心線向外彎曲，造成第一蹠骨的頭部內側鼓起且疼痛劇烈，隆起的骨頭有時會腫的像骨瘤一般，形成腳趾關節的彎曲變形，即所謂「槌狀趾」，這個階段通常走起路來會非常疼痛，而你若是大腳趾開始向第二腳趾靠攏，這種情形更為嚴重，就是腳趾外翻。

　　腳趾外翻的臨床症狀以疼痛、腫脹為主，患部通常不會發熱，但大腳趾內緣會突起紅腫，且在穿鞋時會因受到壓迫而產生疼痛，導致大腳趾外翻變形的情況越來越嚴重。整體來看，發生大腳趾外翻的性別比例差異不大，主要還是與穿鞋子的習慣關係密切。曾有醫學研究發現，不穿鞋的人通常很少罹患此病。

　　拇趾外翻的治療需視疼痛與腳的變形程度而定，患者初期可嘗試改穿鞋頭較寬大的鞋子來修護，大部分病人只要避免穿高跟鞋，病情通常便可得到不錯的改善，但若是大腳趾內緣突起疼痛極為明顯，外翻畸形過大或改穿鞋子仍無法改善症狀時，那就需要透過手術來治療。

善待雙腳慎選好鞋　有效預防拇趾外翻

　　拇趾外翻成因很多，包括先天的遺傳結構、長期穿著不合腳的高跟鞋，但這些都不是最重要的原因，真正影響最大的原因是生活習慣。其中，先天因素的發生率約佔了一半。遺傳父母拇趾外翻的身體結構，加上學習他們走路的姿勢，就很可能出現一樣的問題。這種先天的結構，尤其好發在大腳拇趾比較短、足弓較低的人身上，如果大腳拇趾比其他四指短，受力情況可能更嚴重，就像很多年長的阿嬤一輩子沒穿過高跟鞋，大腳拇趾照樣完全被壓進其它四指下，有如古代綁小腳的婦人一般。

　　初次踏入職場的女性新鮮人之所以成為好發族群，原因可能是得穿著正式的鞋子上班，走路機會更多，加上壓力大、走路速度更快，步態容易變差，還有些人甚至會因為擔心走路發出太大聲響，所以改用踮腳尖走路，加上依賴內側足弓內旋走路的結果，腳步聲是變小了，但卻造成足部更大的壓力。像是很多女性又愛又怕的高跟鞋，其實就跟腳拇趾外翻關係並不大，只要用適當、正確的步態走路，即便穿著高跟鞋還是能夠走出優雅的步態。但附帶一提的是，已患有腳拇趾外翻的病人最好不要再穿高跟鞋，以免前足受力更大，讓病情惡化。

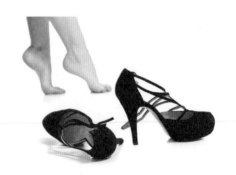

腳底韌帶釋放手術　舒緩雙腳嚴重病況

　　其實要預防拇趾外翻，最好的辦法就是選對適合的鞋子，不能只注意外觀，更要留意雙腳穿起來的舒適度，避免選擇楦頭過小的鞋子，最好是選擇腳趾可以自然向前伸展的鞋子。尤其是高跟鞋，後跟高度會讓身體自然向前傾，增加

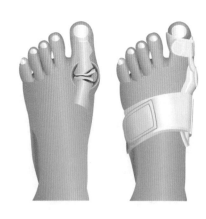

腳趾承受的壓力，若此時的鞋子楦頭比較小，腳趾受到擠壓的程度會更大，導致大拇趾外翻的機率也會隨之提高。

在正常站立情況下，腳掌應該是緊貼在地面上，足弓稍微離開地面，但是女性因為愛美喜歡穿高跟鞋，此時壓力作用點完全相反，力量會集中在前足，尤其對於大拇趾與小趾趾頭的影響最大，長時間的壓力甚至會使腳趾關節攣縮變形，進而影響腳踝與小腿骨。情況嚴重者即會出現「大拇趾外翻」、「小趾內翻」，還有大拇趾外翻波及到第二趾，即形成腳趾關節彎曲變形的「槌狀趾」。

正常的大拇趾會外偏 10 ～ 15 度，通常若超過 20 度就叫做「拇趾外翻」，多位知名藝人包括徐若瑄，皆因足部突出處和鞋子磨擦壓迫而產生疼痛與腫脹症狀，必需採取「切骨矯正術」，包括大拇指外側硬骨切除，將過度放鬆的情況矯正回來，以及將內側拇趾緊繃的韌帶放鬆，穿著不合腳鞋子影響有多大，不言可喻。但是若已形成病情更嚴重的「槌狀趾」，治療方式除了採取與大拇趾外翻同樣的方式以外，還要再針對腳底做韌帶釋放手術，手術時間約 1 小時，術後仍要小心維護，避免復發。

拯救拇趾外翻

高跟鞋引領時尚潮流，不僅深受女性喜愛，更能增添女人味，讓腿部曲線更顯性感，不過，穿著尖頭高跟鞋要小心拇趾外翻和拇囊炎腫（bunion），且長期穿高跟鞋走路，小心可怕的蘿蔔腿也會跟著來喔……。

雖然拇囊炎腫或拇趾外翻不算是大病，但痛起來卻往往會要人命，發作時甚至會痛到讓人根本無法站立：建議女性朋友們若一定要穿高跟鞋，請挑選鞋跟高度在 3 ～ 5 公分者為宜，且平跟鞋和高跟鞋輪流替換著穿，不要長期站立，

應給足踝適度的放鬆與休息。特別提醒的是，上班時最好不要穿著鞋跟超過 5 公分的鞋子，在辦公室最好準備一雙舒適的平底鞋，與高跟鞋交替穿，以便減輕局部疲勞。回到家裡，立刻脫下高跟鞋，光腳走路，或是用溫水「泡足」10 分鐘，這是消除足部疲勞最簡單的好方法。

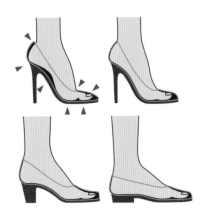

足部保健與瑜珈運動關係密切，特別是腳踝與腳趾具有身體軀幹平衡作用，透過練瑜珈來運用下肢的腳趾力量，重建足部肌肉群的穩定性，藉以保護足部。對於喜愛穿高跟鞋的女性而言，瑜珈能輔佐腳踝關節運動，讓下肢腳趾充滿力量，透過足部肌肉群的伸縮張力，有效增進四肢軀幹的平衡與彈性，每天花上 20 分鐘練習，不僅可緩解足部疼痛，對修飾下半身曲線更有加分效果。

第 1 式　英雄三 Warrior 3

功效：強化足弓、減輕小腿後側肌肉、腳踝與腳
　　　跟的疼痛。

動作：

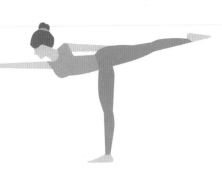

1. 雙腳打開呈弓箭步，雙手先擺放在腰間，感覺骨盆已經擺正。
2. 吸氣，將重心往前腳帶，膝蓋放鬆，身體往前傾，後腳慢慢向上抬起，收起腹部核心。
3. 背部挺直，若能力許可，可試著將後腳上抬至與臀部齊高，從頭到腳剛好呈一直線。
4. 保持平緩地呼氣、吐氣，再將後腿內旋，腳掌像是踩在一片牆上，腳尖朝下，當身體穩定後，再吸氣，吐氣將雙手往前延伸帶至耳朵旁。
5. 手的替代動作可放置腰間或往身體兩側打開平舉，膝蓋無法往後伸直的話，可彎曲。

第2式　三角式 Triangle Pose

功效：讓全身放鬆、保持平衡，減輕足踝壓力，增進下肢腳趾力量，緩解疼痛。

動作：

1. 把雙腳張開差不多一條腿的寬度，右腳腳尖方向朝前（不內八、外八），左腳轉外 90 度。
2. 平緩地吸氣、吐氣，再把雙手提高至與肩膀同高（不可聳肩）。
3. 繼續平緩地吸氣、吐氣，把身體側向左邊，並把左手放置於地墊上（若身柔軟度不夠，無法至於地墊上的話，可先在地墊下方放置厚厚的書籍，再把手放置其上）。
4. 另一隻手抬高，朝向天花板方向，頸部保持在身體中心線上，採用腹式呼吸法維持 5 ～ 8 個呼吸。
5. 低頭、前腳先彎，然後再撐起上半身徐徐站起，腿伸直、雙手放回到平行的位置上。

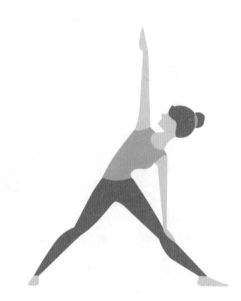

女性如果愛美，實在擺脫不了高跟鞋，那麼也應該避免長時間穿高跟鞋，或者前腳包太緊的包頭鞋，在脫下高跟鞋之後，更要記得做腳踝與小腿往前傾的拉筋伸展動作，讓阿基里斯腱獲得緩解與休息。另外記得定期換穿平底且有軟墊包覆防護的鞋子，好好寶貝自己的雙足。

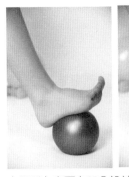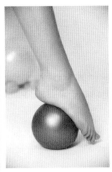

光腳踩在表面有凹凸設計的圓球上，可幫助足底釋放壓力！

此外，也可以藉由一些輔助工具，像是足底有凸起硬塊的特殊鞋子，避免腳趾壓力過大，讓壓力平均分散在鞋底。還有像是墊高內側緣的鞋墊，避免腳拇趾直接接觸鞋底，或是請物理治療師協助糾正、教導改善步態。如果脫鞋後覺得大腳拇趾關節疼痛，建議可利用辦公桌適當隱密的地方，脫下高跟鞋，做做腳底抓毛巾或滾動圓球等輔具的動作、小腿後側反方向拉筋，藉此伸展阿肌里斯腱，並於返家後冰敷患部。

健康 小叮嚀

一整天下來，身體的淋巴液會積累在下半身，習慣長期站立者，下半身淋巴液更會增加 8% 以上，因此最好選擇下午去試穿鞋子，另外在選擇尺寸時，最好能選大半號或 1 號的鞋子，最後，買鞋時最好能試走10 分鐘，確保鞋子真正合腳、舒適再買。

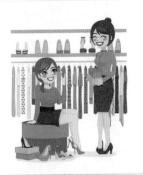

全身部位

纖維肌痛症（公主病）

老是全身痠痛卻找不出病因……？大家千萬當心唷，因為你可能罹患了俗稱「公主病」的纖維肌痛症！一份針對纖維肌痛症患者所做的罹病歷程調查顯示，7 成以上患者被外界誤以為無病呻吟，且 9 成以上的患者曾被誤診為骨骼相關、風濕和情緒等疾病。然而，「痛、累、失眠」正是纖維肌痛症的典型症狀，若民眾有上述症狀且已持續 3 個月，請進一步接受診斷搭配適當的治療。

纖維肌痛症又稱「公主病」，好發在 30 ～ 40 歲女性，統計發現，國內纖維肌痛症的盛行率約 2%～ 4%，女性發生率是男性的 7 倍。而纖維肌痛症的典型症狀是全身痠痛、疲勞和失眠，但不瞭解的人會誤以為患者拿病痛做藉口，無病呻吟所以才會被戲稱為是「公主病」。患者除了會出現慢性全身肌肉骨骼疼痛與壓痛以外，還會伴隨容易疲倦、睡眠障礙、腸躁症、憂鬱、焦慮，甚至記憶力退化等症狀，以下 3 項則為纖維肌痛症最常見的症狀：

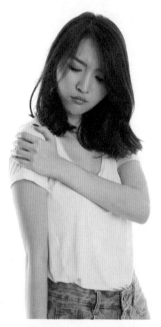

老是全身痠痛卻找不到病因，小心被點名是公主喔！

1. 以肚臍為中心，將人體劃分為 4 個象限，若疼痛部位廣泛分佈於 4 象限且呈現對稱性。
2. 自原痛點開始計算，疼痛時間超過 3 個月。
3. 開始合併出現疲勞、失眠等 2 大生理症狀。

肌痛症確診困難 客觀檢查無路用

根據台灣纖維肌痛症諮詢委員會公布最新的「纖維肌痛症患者罹病歷程」調查結果，發現67％患者初期會出現疼痛、疲勞、失眠等三大症狀，但因不適反應與工作忙碌、壓力大所出現的症狀類似，9成以上的患者曾被誤以為是其他疾病所造成，其中以骨骼相關疾病所占的 比例最高。

纖維肌痛症的的主要症狀為慢性廣泛疼痛和壓痛，初期多以疼痛、痠痛、疲勞表現，因患者疼痛處外觀沒有明顯的病理改變，常被誤認為生活過度疲勞所引起。而纖維肌痛症發生的確切原因目前還不清楚，普遍認為可能與神經系統失調有關，在正常情況下，因外力或溫度的刺激透過神經傳導物質上傳到大腦，進而產生疼痛感。由於這些傳導物質的失衡，導致神經系統過度放電，使得痛覺被異常放大，讓纖維肌痛症患者痛不欲生，卻又找不到原因。此外像是家族遺傳、睡眠障礙、身體與心理壓力等因素，也可能增加纖維肌痛症發生。

其實，目前國內對於纖維肌痛症已有統一的診斷標準，只要符合以下條件，建議盡快找疼痛科、神經內科、復健科或風濕免疫科進行診斷，合併服用健保給付藥物降低中樞神經對疼痛的敏感度，從根本改善生理不適。

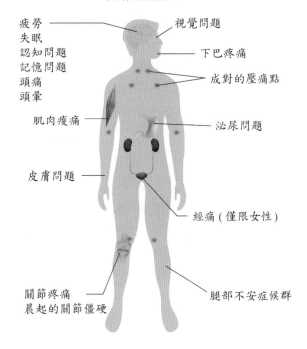

纖維肌痛症

疲勞
失眠
認知問題
記憶問題
頭痛
頭暈

視覺問題

下巴疼痛

成對的壓痛點

肌肉痠痛

泌尿問題

皮膚問題

經痛（僅限女性）

關節疼痛
晨起的關節僵硬

腿部不安症候群

壞公主快快消退

纖維肌痛症患者明明感覺身體痛得不得了，甚至只要旁人輕輕一碰就可達到疼痛指數 5（滿分 10）以上的程度，但受限於目前抽血、X 光、MRI 核磁共振等客觀檢驗都無法有效診斷，統計約有 7 成患者在疼痛發作時會被誤解是無病呻吟，逾 6 成的患者甚至得花費 1 年的時間才能確診，接受正確的治療，奉勸大家千萬要小心啊。

高壓氧治療 改善血管收縮，治療疼痛

目前醫界已開始採用高壓氧來治療纖維肌痛症，除了改善肌肉組織缺氧外，還可以降低病患腦部一氧化氮（NO）的含量，改善疼痛。除此之外，近年來高壓氧用來輔助治療或減緩各種難以治癒的疼痛（例如：難以癒合的傷口、慢性局部性疼痛、放射線治療引起的組織傷害、肌筋膜疼痛症候群、乳癌術後疼痛）也有相關文獻證實有效。

簡單地說，高壓氧就是將病人置於一個大氣壓以上的高壓氧艙內，讓病人呼吸 100% 的純氧，藉此改善肌肉組織缺氧，降低一氧化氮含量，對於改善全身性疼痛有加分效果。根據醫學報導指出，讓患者置身於在高壓氧艙內，確實可讓人體快速提升體內的含氧濃度、促進新陳代謝，使缺氧的組織活化起來，改善疼痛。

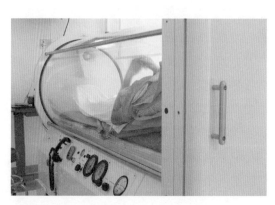
高壓氧治療有著於血管收縮，舒緩疼痛。

目前在醫療用途上的高壓氧，乃是將病患放置於一個完全密閉的壓力艙內，接著以空氣或氧氣將艙壓加大到超過一個大氣壓力以上（通常為大於 1.4 絕對大氣壓），接著病患再經由面罩或頭罩開始呼吸百分之百的

純氧。而患者置身於在高壓氧艙內，人體可以快速提高體內的含氧濃度並促進新陳代謝，使缺氧的組織活化起來，所以能加速傷口的癒合。同時，高壓氧也具有抑制細菌生長、殺死細菌、排除體內毒素的作用。換句話說，高壓氧治療的醫學原理，就是改善血管收縮，進而緩解疼痛。

打太極拳　結合呼吸和冥想，緩解不適

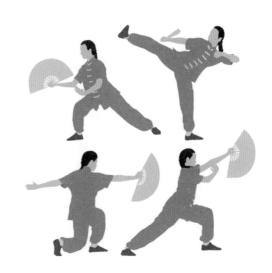

太極拳在中國有著悠久的歷史，也是中國的國粹，被大眾認為對健康有益，根據《紐約時報》報導，美國塔夫茨大學（Tufts Medical Center）醫學中心一位風濕病學專家王晨晨（Dr. Chenchen Wang），發表一篇刊載在《新英格蘭醫學期刊》上的論文，篇名《太極拳治療

高壓氧的止痛原理

醫學原理	效果
壓力效應	當環境壓力增加時，可以縮小氣泡，以解除血管內的氣泡栓塞。
溶解血漿	高壓氧氣以物理現象溶解於血漿，藉以提升血液及組織中的氧分壓，改善組織之缺血、缺氧狀況，還可以使血管收縮，減少組織灌注量，因而減輕組織水腫，促進纖維增生與血管新生，增加白血球之殺菌力與加強傷口癒合。

111

纖維肌痛綜合征的隨機對照臨床研究》，其研究發現，患有纖維肌痛的患者經過 12 週的太極拳訓練，比起那些只做伸展運動和接受健康教育的患者來説，其疼痛症狀、疲勞程度、身體技能、睡眠品質，以及壓抑情緒均有明顯緩解和改善。

纖維肌痛症是廣泛性的慢性身體疼痛症狀，到目前為止，纖維肌痛症的病因和治療都尚不明確。比較明確症狀是在特殊部位有壓痛點，雖然有的病人僅主訴一處或幾處疼痛，但 1 ／ 4 的病人疼痛部位可達 24 處以上，有的甚至遍佈全身各處。而研究發現，太極動作舒緩，結合呼吸和冥想，這些都有利於患有纖維肌痛症，甚至包括關節炎在內的其他慢性疾病患者。

檢驗者被要求每週上 2 堂的太極拳課程，每天練習 20 分鐘，結果是不但全身疼痛獲得緩解，其睡眠、步行和心理狀態都有明顯好轉。此外，目前除了已有在 2007 年即通過 FDA（美國食品藥物管理局）正式核准使用治療纖維肌痛症的藥物 pregabalin（利瑞卡）可選擇，患者平時也應該注意保持固定運動，每天至少 15 分鐘，以及注意飲食習慣與正常作息，相信「公主」不久之後就會跟你説 bye-bye 了。

健康 小叮嚀

如果患者長時間這裡痛、那裡也痛，加上常失眠、睡眠不足或容易疲憊，則可能是罹患「纖維肌痛症」，而纖維肌痛症常被誤診成關節炎、風濕痛，奉勸切勿隨便吃藥止痛，避免副作用，建議盡速就醫，才能遠離「公主」騷擾。

［全身部位］

骨質疏鬆症

現代人骨骼中的鈣質逐漸流失，使得骨頭密度變鬆、內部骨質變為單薄、造成骨骼內孔隙增大，呈現中空疏鬆且脆弱的骨質，雖然外觀上看不出改變，但是已經疏鬆的骨頭，因為不再有能力承受日常活動的負荷，因此容易出現增加骨折的機會而這就是骨質疏鬆症

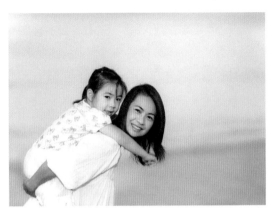

女性隨著年齡增長，罹患骨質疏鬆症的比例攀升。

（osteoporosis），是現代人相當常見的疾病。

世界衛生組織定義「骨質疏鬆症」，是指當一個人的骨質密度（Bone Mineral Density，BMD）低於健康成年人 2.5 個標準差（T score < -2.5）。無論男女，隨著年紀增長，約從 35 歲起，就會開始因鈣質流失而導致骨質疏鬆，其中尤以停經後的婦女，隨著女性荷爾蒙的流失，骨質流失速度會更快。其他例如缺乏運動、抽菸、酗酒、日曬不足、體重不足、長期使用類固醇藥物等也可能加速骨質流失。

35 歲後防骨鬆　聰明補鈣不踩地雷

根據台灣預防保健協會針對「骨質疏鬆」的定義，指的是骨質減少或流失，造成骨質鬆脆，其症狀包括：身高變矮、駝背及腰痠背痛，嚴重的會有骨折現象。成年人自 35 歲開始，即因骨骼中骨質損耗速度較快，使鈣質逐漸流失。

尤其是停經後女性或 55 歲以上男性，在沒有足量鈣質補充下，骨質密度漸漸降低，骨骼內因而佈滿孔隙成疏鬆狀態，至年老時，骨骼硬度減弱，骨壁變薄而縮短，以致無法承受身體重量而產生彎腰駝背甚至骨折現象。另外，不同年齡骨質吸收和形成的速度不同，一般人年過 50 歲後，每年將會有 2% 的骨質流失。

除了年齡之外，吸菸、飲酒過量、過度攝取咖啡因及偏好高蛋白飲食者，都是高危險群，停經或是切除卵巢的婦女也是；加上若有長期臥床、缺乏運動、懷孕期鈣質補充不足、長時間坐辦公室者、少曬太陽等生活習慣，也會放大骨質疏鬆症上身的機率。最後提醒的是，若你有長期服用某些藥物，例如類固醇、利尿劑、抗凝血劑、抗癲癇藥物及常吃含鋁之制酸劑（胃藥），或是患有肝病、腎病、糖尿病、腎結石、高血鈣、甲狀腺機能亢進、副甲狀腺機能過盛、風濕性關節炎、僵直性脊椎炎的患者，也都是骨質疏鬆症高危險族群。

預防骨質疏鬆症

女性自 35 歲開始，骨質開始流失，除了可能罹患骨質疏鬆症以外，也會開始伴隨出現身高縮水、駝背和腰痠背痛的症狀，特別若是發生脊椎骨折，更可能會引發嚴重的慢性下背部疼痛和脊椎彎曲，導致死亡的風險。

預防骨質疏鬆症的方法很多，包含適度運動、日曬、多攝取牛奶和小魚干等高鈣食物等都是好方法，若能及早補充鈣質，越能有效預防骨鬆發生，但選購營養補充劑時應注意「品質」，以免補鈣也吃進重金屬。此外，停經後的婦女也可選擇早期接受賀爾蒙治療，延緩骨質疏鬆的發作時間，降低骨折危險性。至於已有嚴重的

骨質疏鬆症階段

正常的骨質　　開始疏鬆的骨質　　嚴重的骨質疏鬆

骨質疏鬆的患者，則必須合併藥物治療。

聰明補鈣拒絕骨鬆 巧搭維生素 D

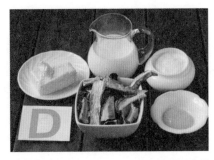

適時補充維生素 D，可有效降低骨質疏鬆的發生率。

預防骨質疏鬆，應把握「負重運動」和「均衡飲食」2 大重點。適量的負重運動可以刺激骨骼，增加骨骼肌肉的血流量，使骨骼得到充分營養，預防骨質疏鬆症，同時改善身體協調能力，減少跌倒的發生機率和傷害；慢跑、騎腳踏車、太極拳、散步、爬樓梯、健行等都是不錯的選擇。而從事戶外運動，讓人體經由陽光照射自動合成維生素 D，也有助於人體吸收鈣質。

此外，均衡飲食更是非常重要的一環，多攝取高鈣食物，如髮菜、黑芝麻、紫菜、小魚干、牛奶、豆類製品、綠色蔬菜等，強化骨骼，預防骨鬆。若擔心日常飲食的鈣質攝取不足，補充鈣片也是個不錯的選擇，唯須提醒的是，美國食品與藥品管理署（FDA）曾在 1982 年 4 月鄭重警告鈣質補充劑重金屬污染的危險，包括生物來源鈣（natural organic source）及天然礦石來源鈣（rock mineral source），都可能有鉛污染的風險！尤其是乳幼嬰兒、兒童、孕婦、授乳婦及老年人必須特別小心，應慎選「品質」攝食，建議食用前先向專業藥師、營養師或醫師諮詢。

更年期後婦女的骨質流失速度加快，罹患骨質疏鬆症的風險大幅提升，導致日後骨折的發生機率也相對變高。為了照護媽媽的骨骼健康，許多子女購買鈣片等保健食品幫媽媽「補骨力」，但坊間鈣片種類繁多，藥師提醒，購買前應先視個人體質是否與成分相符，服用時也要注意分次補充，才能提高吸收效果。

坊間常見的鈣質補充劑依成分可分為「碳酸鈣」、「磷酸鈣」和「檸檬酸鈣」3 種，元素鈣含量雖有高低之分，但對人體的吸收率卻差不多，消費者不一定要特別選擇元素鈣較高的鈣片。此外，成分不同，特性便大不相同，使用時也要視個人身體狀態而定。

預防骨鬆 1+1　吃鈣片也要補維生素 D

補充鈣質應從天然的高鈣飲食開始，如牛奶、起司、優格、豆漿、深綠色蔬菜等都是很好的選擇，待估算每日從食物中補充的鈣質量後，不足的部分再適度補充鈣片即可，以免因鈣質攝取量過高，破壞了身體的鈣平衡，引發腎結石。

另外需特別注意的是，子女購買在購買鈣片前，要先注意媽媽的身體狀況，若本身有副甲狀腺機能亢進病史，或是已有骨質疏鬆症，正在接受雙磷酸鹽類藥物治療的民眾，因其需要補充的鈣質及維他命 D 的量可能較一般人高，建議先與醫師討論後再購買。同時，有在服用鐵劑、甲狀腺素的民眾，也記得要錯開與鈣片服用的時間。

鈣片身家大調查

項目	含量／成分	服用方式
碳酸鈣	元素鈣含量 40％，屬於天然鈣，鈣片成分含量最高，也是牡蠣殼、大理石的主要成分之一。	1. 屬於「非活性鈣」，需靠胃酸才能活化吸收。 2. 副作用為容易脹氣，建議隨餐或餐後咬碎服用，吸收效果較好。
磷酸鈣	元素鈣含量 39％，屬於天然鈣，價格便宜，但和碳酸鈣一樣都是非活性鈣。	1. 需靠胃酸才能活化吸收，加上有被污染的疑慮，建議隨餐或餐後咬碎服用。 2. 提醒：腎功能不全者請避免使用。
檸檬酸鈣	元素鈣含量 21％，屬於合成鈣，價格較貴但吸收率最好。	1. 可空腹服用，也具備碳酸鈣隨餐吃的吸收效果。 2. 適合所有人，特別是患有胃潰瘍、胃炎、容易脹氣或便祕者。

除了鈣質之外，維生素 D 也是預防骨質疏鬆的功臣之一。維生素 D 的作用在促進小腸壁吸收鈣質，維持正常骨代謝。依據國民健康署第七版國人膳食營養素參考攝取量，一般成年人所需鈣質為 1,000 mg，維他命 D 則是 200 ～ 400 I.U.（國際單位）；若為停經後且有骨鬆的婦女，則建議提高至 1,200 mg 的鈣，同時需補充 800 I.U. 的維他命 D。

有些鈣片會添加維他命 D，但並非所有人都需要「雙補」，舉例來說，若是經常在戶外活動、有曬太陽習慣的老年人，普遍較少缺乏維生素 D，因此只要補充鈣質即可。此外，補充維生素 D，日曬的效果比食補來得有效，建議不擦防曬用品，直接來一場 10 分鐘的日光浴，來得更有效呢！

保骨防跌 5 撇步

撇步	說明
骨質密度檢測	建議 50 歲以上的停經後的婦女定期接受骨密度檢測。
治療骨質疏鬆症	診斷骨質疏鬆症是以骨密度（BMD）T 值小於負 2.5 為主，目前臨床常用藥物為雙磷酸鹽類，包括口服及針劑等劑型，患者可視情況和醫師討論適合使用哪一種藥物。
妥善預防	研究顯示因骨折送醫的病患中，約有 6.4% 罹患骨質疏鬆症，在尚未進展到骨鬆症之前，可與醫師討論是否可服用預防藥物來保養。
防護與防跌	慎選包覆性佳且合腳的專業路跑鞋襪和護具，運動前做好暖身操，萬一不慎跌倒傷到手腕、髖部、腰椎、脊椎椎等部位或出現疼痛不適時，一定要立刻就醫。
曬太陽	有助於人體轉化產生維生素 D，促進鈣質吸收利用，建議每日至少要曬 15 分鐘溫和的陽光才足夠。

[全身部位]

帶狀疱疹（皮蛇）

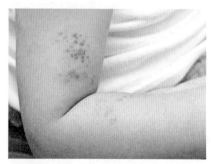

只要及早發現，可以降低皮蛇患者的痛苦與後遺症。

疱疹是一種很常見的皮膚病，由病毒引起的皮膚感染，分為單純疱疹和帶狀疱疹 2 種。而帶狀疱疹俗稱「皮蛇」，人體首次發作俗稱「水痘」，痊癒後病毒仍留存於感覺神經內，每當抵抗力變差時，病毒就會再度活躍，沿著神經游走到皮膚表層而發病。

帶狀疱疹的主要特色是簇集型水泡，沿著單一側周圍神經做帶狀分布，常伴有明顯神經痛。許多人一開始會因單側局部神經痛表現得比皮膚徵兆早，常誤以為是頭痛、心絞痛、胃痛、闌尾炎或腎結石等疾病，直到出現紅疹或水泡時方才恍然大悟。

帶狀疱疹通常一生只發生一次，但免疫力差、年紀大的人，復發機會便很高，開始時在受病毒影響的神經會感覺抽痛，然後長出疹子及水痘。帶狀疱疹若長在額頭及眼睛附近，這恐怕會侵犯到第 5 對腦神經的眼分枝，危及眼角膜，影響視力。若長在臀部、陰部附近，則將侵犯第 2 薦椎神經，影響排泄功能。其實，帶狀疱疹病患只要及早診斷和藥物治療，是可以將發病的嚴重程度與後遺症降到最低的。

提升免疫力　皮蛇不上身

帶狀疱疹俗稱「皮蛇」，是水痘病毒的再活化。當民眾感染過水痘後，水痘病毒會潛伏在人體內某處神經節長達數十年之久，當人體因為年紀大、感冒

生病、作息不正常、抵抗力變差時，它就會被活化，影響局部神經及神經節，形成帶狀疱疹。

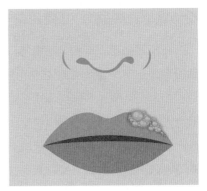

出疹和疼痛是帶狀疱疹的 2 大症狀，皮疹通常會自然痊癒，但重點是如何解除神經痛？雖然並非每個患者都會留下神經痛的後遺症，然而 50 歲以上的病患確實要特別注意。目前仍無確實能治好帶狀疱疹後神經痛的方法，除了藥物以外，經皮電刺激或是神經阻斷術等都是可能的治療方式。

簇集型水泡是帶狀疱疹的主要特色。

要預防水痘病毒被活化，刺激帶狀疱疹發作，建議要建立良好生活習慣、規律生活作息、睡眠充足、營養均衡、規律運動，避免過勞及壓力，提高免疫力更是首要之道。

成功斬「皮蛇」

帶狀疱疹致命率非常低，死因多半是患者原本就有其它疾病，如罹患糖尿病、白血病、癌症、愛滋病的老人家，就有可能在罹患帶狀疱疹時引發嚴重併發症，一定要盡速就醫。

帶狀疱疹屬病毒感染，好發在 60 ～ 80 歲年長者身上，通常是一開始先從單側某個部位的皮膚開始出現燒灼痛或刺痛，緊接著出現皮疹、水泡，有時也可能僅有疼痛感卻不長水痘，但卻會讓人痛到難以忍受，甚至求診請醫師開止痛藥。

60 歲以上罹患帶狀疱疹的人，約有 1／3 可能會出現神經細胞受損後的併發症，其中最令人困擾的正是「疱疹後神經痛」，這種後遺症有時長達數週、數月，甚至數年之久，嚴重者甚至會蔓延到全身或侵犯到內臟，所以若發現疑似「皮蛇」症狀，一定要盡速就醫，並照醫師指示用藥。

切勿迷信民間偏方　正確用藥方為上策

　　而民間對於「皮蛇」存有不少迷思，其中便有罹患「皮蛇」時若讓患處擴散繞身體一圈將會致命的說法，導致許多老人家發現自己有類似症狀時非常恐慌，加上因為罹患帶狀疱疹後，身上會不斷出現紅疹、水泡，非常疼痛，讓許多老人誤信民間療法去「抓蛇」，導致病情更加嚴重。帶狀疱疹其實傳染力不高，所以通常發生在免疫力低的老人身上，平日生活中需注意均衡營養，避免酗酒或飲用過多咖啡、茶等影響睡眠的飲料，若發現罹患「皮蛇」，千萬不可誤用偏方草藥治療，或是聽信密醫「抓蛇」，應盡速就醫服藥，以免病情加重。如本身患有糖尿病、白血病、癌症、愛滋病等疾病的老人家，感染帶狀疱疹更應該即刻就醫，早期發現治療，避免嚴重併發症。

　　帶狀疱疹發作時的症狀主要是神經痛和出現皮疹，但是並不一定哪一樣先出現。比較多的人是先出現神經痛，幾天之後才開始發現皮疹，但也有少部分人是兩者同時出現，或是先出現皮疹後來才神經痛。而為了避免帶狀疱疹的發生以及後續可能的神經痛，醫界最近幾年開始研發所謂的帶狀疱疹疫苗，台灣已在 2013 年引進帶狀疱疹疫苗，提供有需要的民眾自費使用，如有需要的，可洽詢各地醫學中心，以降低發生的機率。

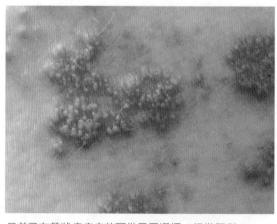
目前已有帶狀疱疹疫苗可供民眾選擇，相當便利。

　　如果能得到早期的診斷及治療，通常對減輕帶狀疱疹症狀及縮短病程都是有幫助的，所以必須及早求診於有經驗的專科醫師，包括皮膚科或是疼痛科的醫師都好。其實治療帶狀疱疹病不困難，只要把握黃金時機，以下 8 個注意事項供各位參考：

1. 發現疑似症狀時應盡速就醫，治療時最忌諱聽信偏方，應交由醫護人員處置。

2. 建議在紅疹、水泡發生的 72 小時內開始服用抗病毒藥物，越早服用越有效，將可大幅縮短未來神經痛的時間。醫師有時也會合併開立類固醇藥物來治療。

3. 若實在無法忍痛，可請醫師開止痛藥，若是輕微疼痛也可冰敷。

4. 穿著寬鬆衣物，避免壓迫患處，預防磨破水泡導致潰爛感染，留下難以痊癒的疤痕。

5. 多休息、減少壓力，藉由提升免疫力來對抗病毒。

6. 若出現發高燒、咳嗽、頭痛等症狀則應立即就醫。

7. 有一些護膚霜可直接用於皮疹上，但請先諮詢醫師後再使用。

疱疹病毒水痘─帶狀

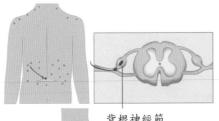

通常在兒童時期，初次感染病毒，導致水痘。然後病毒移動到一個背根神經節，並在那裡無限期潛伏。

背根神經節

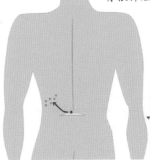

之後，通常在成年期，免疫系統抑制或壓力引發該病毒的再次活化，引起帶狀疱疹。

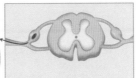

［ 全身部位 ］

高尿酸血症（痛風）

有一種疼痛讓人形容為「被狗咬到」，它的專業名稱是「高尿酸血症」，也就是痛風。根據統計，台灣每 10 位成年男性中就會有 1 人罹患痛風，且隨著國人飲食習慣的改變，包括攝取過多肉類、糖類與高熱量的食物，以致容易發生痛風，並且發病年齡層有逐漸下降的趨勢。

痛風古稱「王者之疾」、「帝王病」，因為此症好發在達官貴人的身上，在歷史上，罹患痛風曾一度被認為是讓人嚮往的疾病，因為只有達官貴人、有權有勢的上流階層才有機會罹患，畢竟在過去糧食缺乏的困苦年代，高尿酸飲食多數只有富人才負擔得起……。而「痛風」一詞最早出現在南北朝時期的醫學典藉裡，古代又稱「痛痺」，因其疼痛來得快如一陣風，故由此命名。

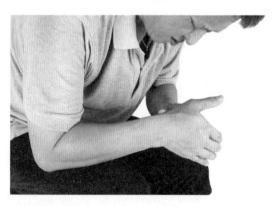

痛風發作要人命，千萬要小心預防！

痛風主要原因為普林代謝異常，人體血液中的尿酸濃度過高，造成尿酸鹽結晶沉積在關節腔內，以致人體免疫功能過度反應，引起發炎反應。一般來說，痛風經常發生於半夜，發作部位會出現紅腫、發熱及嚴重的疼痛，且好發於 40 ～ 60 歲的中年人。

疼痛來去如風　中年人為好發族群

痛風是一種因嘌呤（普林）代謝紊亂所導致的疾病，其臨床特點為高尿酸

血症（hyperuricemia）及由此而引起的痛風性急性關節炎反復發作、痛風石（尿酸鹽結晶體沉積形成粒狀或球狀物）沉積和關節畸形，經常累及腎臟引起慢性間質性腎炎和尿酸腎結石。一般發作部位為大拇趾關節、踝關節、膝關節等，也有長期痛風患者出現發作於手指關節，甚至耳廓含軟組織部分的特殊病例。依照發作狀況又可再細分為急性和慢性，急性痛風通常發生在半夜，發作部位會有紅、腫、發熱及伴隨劇烈疼痛，即使是輕微的碰觸也會讓疼痛感加倍；而慢性痛風者的症狀多半出現在關節、耳輪、皮下組織甚至內臟器官，這些部位容易沉積痛風石，導致嚴重變形。

痛風

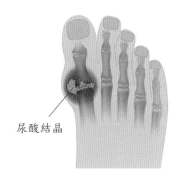

尿酸結晶

　　此外，痛風一般分為原發性和繼發性 2 大類，原發性者病因除少數由於先天代謝缺陷引起外，大多尚屬未能確定的領域，常伴高脂血症、肥胖、糖尿病、高血壓病、動脈硬化和冠心病等，屬於遺傳性疾病；繼發性者則是由腎臟疾病、血液疾病或藥物因素等多種原因引起，不論原發性或繼發性痛風，大多數均無法完全根治，僅能透過藥物或者生活習慣控制症狀發作。治療上主要針對急性關節炎做改善與緩解、控制高尿酸血症，以及防止形成尿酸腎結石。預防痛風的方法包括適時的補充水分、不要過度的激烈運動、避免暴飲暴食、不酗酒、生活作息正常、保持適當的體重、定期檢驗血液尿酸值。而痛風容易發生於以下情況者，不可不慎。

1. 家族成員曾罹患痛風，或尿酸值普遍過高。
2. 男性比女性更容易罹患痛風，唯女性停經後機率也將隨之增加。
3. 痛風常見於 40 ～ 60 歲的中年人。
4. 習慣暴飲暴食、酗酒，攝取高普林食物者。
5. 過度肥胖者。

吹走痛風

中醫認為，痛風患者的代謝及排毒功能普遍欠佳，建議不妨嘗試以穴位按摩的方式來改善症狀。

由於痛風患者的腎臟功能不好，連帶影響新陳代謝和排毒功能，因此患者除了可服用清熱利濕的藥膳處方治療痛風外，藉由穴位按摩的方式來補足腎氣，將毒素排除體外，也是不錯的辦法。以下為治療痛風的穴位按摩方式，提供各位參考：

腎俞穴

位置：足太陽膀胱經，位於腰線最明顯的地方，即是脊椎兩側，第二腰椎的位置。

功效：此穴的主治疾病為腰痛、腎臟病、高血壓、低血壓、耳鳴、精力減退等，每天早晚按壓 2 次，每次約 20 下，可收補腎滋陰、補氣、排毒等功效。

委中穴

位置：屬足太陽膀胱經之合穴，位於膝關節連接處後方。

功效：此穴的主治疾病為坐骨神經痛、小腿疲勞、肚子疼痛、脖子痠痛、腰部疼痛或疲勞、臀部疼痛、膝蓋疼痛。早晚按壓 2 次，每次約 20 下，可收促進代謝、排毒之效。此外，除了以指腹按壓委中穴外，亦可以透過將腳打直、身體向前彎的方式，刺激委中穴。

三陰交穴

位置：屬足太陰脾經，位於小腿內側，腳踝骨的最高點往上約 4 根手指橫著的寬度處。

功效：三陰交穴是脾、肝、腎 3 條經絡交會的穴位，早晚按壓 2 次，每次約 20 下，可收除濕通絡、緩解關節腫脹及疼痛的功效。

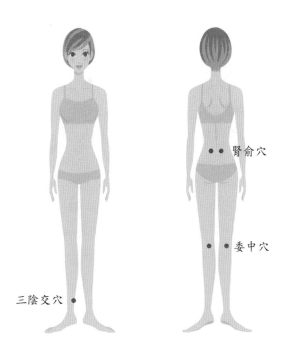

腎俞穴

委中穴

三陰交穴

素有「帝王病」之稱的痛風，是現代人常見的文明病之一，引發原因大多為民眾經常食用高普林（Purine）食物，像是海鮮、動物內臟、豆類等，促使體內尿酸過高，造成新陳代謝異常，進而形成尿酸鹽結晶，沉積在關節內，造成關節疼痛及腫脹。

痛風問題預防勝於治療，平日透過良好的飲食習慣可以有效控制尿酸血過高，並且可多吃低普林的食物，包括玉米、小米、糯米、小麥、燕麥、蘇打等，可避免痛風發生。在此與大家分享一個改善痛風的偏方：青木瓜水泡茶。青木瓜水泡茶被發現可以減輕痛風發作時的疼痛，建議痛風發作期的患者不妨可以當作茶飲飲用。

一般來說，痛風好發於 40 歲以上的男性，女性則多發病於停經後，但是受到飲食型態的影響，國人罹患痛風的年齡層正逐漸下修，根據中華民國風濕病醫學會指出，台灣 40 歲以下的痛風病患，10 年內共增加 7 成，且半數以上都是因為飲食不當所致。

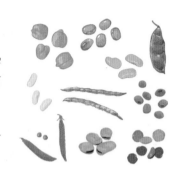

有此可知，痛風患者確實可藉由飲食來調整，避免反覆發作。中醫建議痛風患者可以服用清熱利濕的「四妙散」、「萆薢滲濕湯」來治療。而中醫更認為痛風指遍身骨節走注疼痛，謂之為「白虎歷節風」，屬血氣、風濕、痰火，皆是會令人作痛的症狀。一旦發作，包括足踝、膝部、大腳趾、手指頭等關節會突然紅腫、發熱並出現激烈疼痛，這些急性關節炎的症狀，有人形容像被狼狗咬到一樣，非常痛苦。

最後，建議痛風患者可選用幾帖清熱利濕的處方來調理，但最好還是視個人體質做不同調理。以下是幾帖治療痛風的藥膳處方，痛風患者不妨一試：

四妙散

材料：川牛膝、黃柏、蒼朮、薏仁。

做法：將上述材料加水熬煮即可服用。

功效：具有清熱、解毒、活血、止痛之效用（氣虛者可加黨參、黃耆）。

萆薢滲濕湯

材料：萆薢、黃柏、赤茯苓、牡丹皮、澤瀉、滑石、通草、薏仁。

做法：將上述材料加水熬煮即可服用。

功效：具有清熱、利濕之效果。

健康 小叮嚀

痛風患者應視個人肝、脾、腎的狀況，對症下藥並做不同的體質調理，大致來說，痛風患者不能飲酒、少吃海鮮、豆類、內臟等食物，更應養成良好的生活作息與運動習慣，惟須注意運動要適量，過度運動會大量排汗、脫水，增加痛風發作的機率。

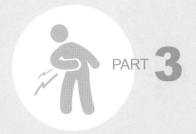

PART **3**

和平共處不容易，
疼痛如何解套？

　　疼痛是身體健康出現警訊的信號，它會催促人們必須做出回應，想辦法止痛且找出病因。在醫學上，疼痛是疾病最常見的症狀之一，例如疼痛的位置經常反應著病灶之所在，而疼痛的性質與程度，更是代表著人體發病的過程與類型。

　　此外，在不影響醫師觀察患者病情的原則下，使用哪一種方式治療疼痛都好，中醫、西醫、吃藥、推拿亦或是作復健等等，每一項都是現代人管理疼痛時必須修習的重要健康課題。

西醫篇
西醫觀點：「止」痛

「疼痛」，多數現代人都曾有過的共同經驗，這種不知何時會大舉來襲的闇黑大軍，總是給忙碌的現代人增添諸多不便，尤其若是屬於病因不明的疼痛，恐怕還會造成心裡更重的負擔。

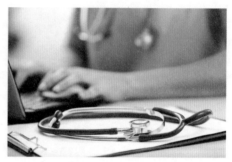

如何面對並戰勝疼痛，這是現代人的趕痛學分。

但理論畢竟是理論，人們看待疼痛的反應差異很大，反應相當極端，例如有人面對疼痛會選擇及時處理，盡速看病或服用止痛藥來控制病情；但有人則習慣反其道而行，對它採取退避三舍，寧可默默忍受，也不敢輕易用藥的態度。其實，無論你是屬於哪一種人，正確地認識止痛藥是絕對必須的，可千萬不要陷入用藥的迷思中。

不怕傷肝腎 認識 4 大止痛藥

「疼痛」不只包含生理上的病痛，更常伴隨著情緒上的「痛苦」。疼痛多半緣於疾病或傷害而來，進而刺激了位於皮膚、骨骼、關節、肌肉及內部器官中的神經接受器，產生與疼痛相關的神經傳導化學物質，在傳送到腦部之後，即時釋出訊息，所以患者在知道「痛」時候，往往也會伴隨著「痛苦」。當疼痛超過能夠忍受的程度時，就需要「止痛」了。

根據一項針對台灣地區不同年齡層的人進行的頭痛調查，發現小孩與成年人對於頭痛的認知與耐受度，差異甚大。小孩子的頭痛時間較短，頭痛位置多

在前額，屬前方性頭痛；但成年人或老年人屬於後方性頭痛，最常感覺到肩頸及後腦勺不舒服，頭痛時間也較長。

隨著疼痛發生的位置、疼痛時間長短的不同，每個人對於吃藥止痛的治療方式，也會開始出現不一樣的感受。疼痛短暫者，往往還沒有服藥，疼痛程度就開始逐漸下降，所以對於吃什麼藥都感覺很有效；但疼痛歷時較長的人，就很容易認為止痛藥的效果似乎愈來愈差。

坊間止痛藥有很多種，而我們一般熟悉、市面上販售的成藥，通常泛指消炎止痛藥與中樞止痛藥 2 類：

1. 消炎止痛藥

消炎止痛藥在醫學上稱做「非類固醇抗炎藥」（Nonsteroidal Antiinflammatory Drugs，簡稱 NSAIDs），阿斯匹靈可算是其中一種。其主要作用是消炎，同時具止痛功能，此類藥物易出現腸胃副作用。除了阿

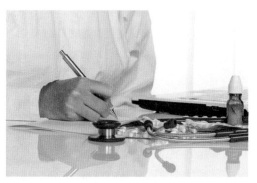

坊間止痛藥種類繁多，安全用藥方為上策。

斯匹靈以外，這類藥物種類繁多，但多以處方用藥為準，需要專業醫師診斷疾病並開立處方箋後才能給藥。

2. 中樞止痛藥

中樞止痛藥的成份主要有 A：乙醯氨酚（Acetaminophen）、B：弱鴉片類、C：強鴉片類等 3 大項：

・乙醯氨酚

例如普拿疼等藥物即屬於乙醯氨酚，作用在中樞神經，阻斷疼痛傳導，具有鎮痛解熱的功效，對腸胃道的刺激較小，少數患者在服用大劑量時可能造成肝臟負擔。市面上含乙醯氨酚的藥物有斯斯、普拿疼等。

· 弱鴉片類

弱鴉片類止痛藥以可待因（Codeine）、特拉嗎寶（Tramadol）等為主，可待因在體內部分會代謝成嗎啡（Morphine），故可同時緩解輕至中度的疼痛。因為可待因同時具備止咳作用，對於一般止咳藥物治療咳嗽皆無效的病人，醫師有時也會給予低劑量可待因來進行口服治療。

民眾擔心會有上癮副作用者主要就是鴉片類止痛藥，這些藥物皆須由醫師專業診斷後開立處方才能使用，通常用於受劇痛折磨者及晚期癌症的病人。

· 強鴉片類

強鴉片類止痛藥則以嗎啡、配西汀（Pethidine）為主，嗎啡是由鴉片提煉的一種鴉片生物鹼，其止痛強度為藥物中最強者，嗎啡同時也被列為一級管制藥品，台灣控管相當嚴格，在醫療上，多半用於長期嚴重疼痛與癌症疼痛控制為主。

在臨床上有許多疾病的治療過程會需要使用止痛藥，舉凡受傷引起的發炎、肌腱發炎、退化性關節炎、類風濕性關節炎、痛風、坐骨神經痛等引起的疼痛。醫師開立止痛藥的目的並非只是治標地讓病人不再感到疼痛而已，醫師有時也希望透過抑制發炎反應，達到治療效果。民眾對於止痛藥物應有健全的認識，才不會因為聽信坊間「吃多了就沒效（產生抗藥性）」、「吃久了會上癮」的說法，導致有些人拒絕吃止痛藥，甚至在醫生開立的處方箋藥物中，捨棄服用消炎止痛藥，影響治療效果。

對於持續的疼痛，建議不要強迫自己忍受，不妨改以積極的控制或治療來因應，藉此讓生理上的疾病以及情緒上的痛苦都能獲得緩解，企盼正在受疼痛所苦的患者都能積極面對，尋求正確的協助，有效管理疼痛。

怕吃藥？話說藥物成癮與副作用

遠離藥害，應從了解藥品副作用開始！藥師在給藥時多半會強調「是藥三分毒」，即使由專業醫師開立的慢性病或日常用藥，也隱藏著致命危機；基本

上，多運動與健康飲食才是治療疾病最
好的處方，用藥則應視為輔助治療。

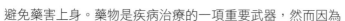

　　提醒大家想要遠離藥物的危害，
不妨可從注意藥袋、用藥紀錄、善用
網路系統等處做起，同時應重視醫囑溝通，
避免藥害上身。藥物是疾病治療的一項重要武器，然而因為
藥品特性、病患體質及病情差異，即使在合理用藥情況下，病患仍可能發生無
法預期的藥物反應，甚至導致傷害。

正所謂「是藥三分毒」藥物過敏患者變多

　　根據衛福部食品藥物管理署最新統計，2014 年全年國人申請藥害救濟案
件總計 255 件，審核通過高達 65%（159 件），其中又以「發生嚴重皮膚不良
反應」，包括史蒂文強森氏症（SJS）／毒性表皮壞死溶解症（TEN）等藥物敏
感症候群為最大宗。

　　此類藥物反應的初期症狀與感冒類似，有喉嚨疼痛伴隨發燒、口腔或黏膜
潰爛、皮膚紅疹、丘疹、廣泛性表皮脫落、眼睛癢、水泡、出血、黃疸、腹痛
等，情況更惡化時還會有無法吞嚥、小便困難等狀況，嚴重時甚至會導致死亡，
若民眾服藥後出現上述癥兆，應儘速就醫處置。

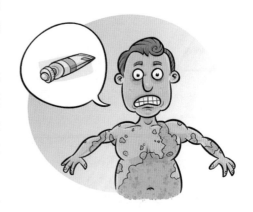

　　臨床觀察民眾對藥品可能引發的
副作用，態度差異很大，有些人對藥
品標示的副作用反應過度，常常領了
藥卻不敢服用，一旦產生藥袋上標示
的類似症狀就焦慮的自行停藥，反覆
就醫。有些人則是對藥物的使用安全
毫不在意，往往已經產生嚴重的過敏
反應卻還毫無警覺。

　　藥物過敏其實是病患和醫療人員

都非常不願意見到的狀況，但因體質差異和發現時機的早晚，患者癒後的復原狀況也往往差很大，而病患面對這種情況通常會直接歸咎於藥品使用不當，甚至質疑醫師的專業能力，造成醫病關係的緊張。

藥害補助醫療申請 僅適用西藥製劑

事實上，藥害救濟制度成立的宗旨就是希望在無人為過失的情況下，對於因正當使用合法藥物而受藥害的人，都能給予最及時的救濟；但並不是所有使用藥品後產生的過敏反應，都可以申請藥害救濟。基本上包括：（1）反應與藥物的使用無關；（2）常見且可預期的不良反應；（3）未依藥物許可適應症使用等，都不在藥害救濟補助範圍內，尤其目前藥害救濟僅適用西藥製劑，包括口服及外用藥等，中藥及醫療器材所造成的傷害則不在救濟範圍項目內。

目前大型醫院都是採取「一藥一袋」的方式，每個藥袋都有完整的適應症與副作用資訊，如果是慢性病用藥還有完整的給藥紀錄。有些醫院還會提供電腦查詢，讓患者了解過去 1 年在該院的領藥紀錄，民眾也可以從藥劑部網頁查詢到藥品相關資訊。總之，醫病間多做溝通，才是遠離藥害風險的不二法門。

服從給藥遵囑性 對症下藥為上策

國內病人的服藥遵囑性普遍不高，既造成資源浪費，更讓醫療成效大打折

醫師 小叮嚀

病患按時、依量服藥，病情獲得改善，這是每位醫師最期待的事。醫師有時會一廂情願地認為病患一定會遵照自己的醫囑使用藥物，但結果卻是經常碰到遵囑性不高的病人，這時他更需要拿出耐心來和病人溝通，在不影響醫病關係與治療效果的前提下，向病患宣導及強調遵從醫囑的重要性，幫助病患恢復健康。

扣。醫師表示，病人的遵囑性高不高，牽涉到病人病情是否能如預期的獲得改善。但實際狀況經常是病人自己不按時並依量服藥，結果導致療效不理想，到頭來卻還罵醫師醫術差，著實讓醫師們感到相當無奈。

其實病人對藥物的遵囑性，說穿了也就是對醫師所處方的藥物的服從性。病人要正確依照醫師處方，在正確的時間與期限內使用正確的藥物，且要使用正確劑量，症狀方能逐漸好轉。成功治病的機率，絕大部份取決於病人對治療的順從性。近年來從醫院門診便可發現，台灣的病患服藥遵囑性普遍不高，主要原因包括對醫師信賴度偏低、對藥物副作用感到恐懼、以及擔心若吃錯藥會產生後遺症等，特別是有些患者對藥物的特性不夠了解，認為「一吃就好」就是藥到病除，上述種種都讓病人對藥物的遵囑性產生負面效果。

畢竟病人的遵囑性不好，醫師診斷再正確，使用再好的藥物也屬枉然，唯有依照正確的醫囑服藥、治療，才能確保成功戰勝病魔，重拾健康。

現代人「藥」注意　謹慎保平安

台灣進入高齡化社會，銀髮族用藥安全千萬別輕忽。根據統計，國內有高達 1／3 的銀髮族，因錯誤用藥及醫囑順從性不佳，造成健康風險受到威脅。提醒大家，台灣老年人的用藥問題相當複雜，唯有正確用藥及徹底監測，才能避免醫療資源浪費，有效降低藥物不良反應和傷害。

老人家罹患慢性病的機會高於年輕人，卻因自我照護能力降低與環境等種種因素，容易出現許多用藥問題，例如因跨科或跨院看診，同時服用多種藥物，導致藥品重複、過量，或藥物之間產生有害的交互作用。而根據臨床統計指出，老年人用藥失當，主要分為以下 3 種情況：

1. 因停用藥物造成的不良反應：如記憶力、認知力下降，進而忘記服藥。
2. 治療失敗：因為不適當或不正確的藥物治療所導致，與疾病本身的進程無關。

3. 藥物不良反應：藥品在正常的使用劑量下，用來預防、診斷、治療疾病或調節生理功能，但卻產生有害性及非預期性的反應。

　　除了錯誤的用藥方式之外，有些藥物比較容易在老年人身上產生副作用，使用時也需特別留意，例如中樞神經系統用藥、心臟血管用藥、抗生素、類固醇或非類固醇消炎止痛藥、口服降血糖劑、胰島素等皆是。

　　服藥時所產生的副作用，同時若併服食中藥、保健食品等，也可能會增加不良反應的發生率，建議在看診就醫時，請醫師或藥師確認平日所服用的保健食品是否可與藥物同時服用。

真「藥」命！過期藥物清一清

　　俗語說：「藥即是毒」，正確用藥可以治病，用藥不正確則會要人命，尤

用藥講安全，監測 4 部曲

諮詢	年長者看診時要清楚告知醫師不適症狀，例如是否曾對某種藥物、食物或其他物質像是花粉、動物皮毛、精油等過敏。
確認	領藥時要確認藥袋姓名一致，詳細詢問藥師有關藥品使用目的、用法、用量與注意事項，必要時可請藥師以記號或圖示方式標註藥品使用時間，避免遺漏或記錯服藥時間。
記錄	請藥師協助建立完整的用藥紀錄，於每次就醫時提供給醫師做確認，避免藥品重複。
反應	服用藥物後，應留意身體對於服藥後的反應，如出現不適，應立即與醫師、藥師聯絡。

其病人用藥安全是近年醫病雙方共同關心的問題，除了醫療機構本身積極加強各項醫療流程，提升醫療安全品質之外，病人如能主動關心自己病況、治療過程和正確用藥方法，也是確保就醫及服藥安全的重要因素。

對於用藥安全，民眾健康意識仍有待加強。一般來說，台灣藥品分為「成藥」、「指示藥」、「處方藥」三級，凡藥品藥性弱，不需要經醫師或藥事人員指示使用者就是成藥，如綠油精、面速立達姆；凡藥品藥性溫和，須由醫師或藥事人員推薦使用並指示用法者，即為指示藥，如保力達、維士比、香港腳藥膏。凡使用過程需由醫師加強觀察，有必要由醫師開立處方，再由藥事人員確認無誤後調配的藥物即是處方藥。

「藥品分級」是一個世界潮流，如同轉診制度的精神一般，大病看大醫院，小病看小醫院。但要注意的是，藥物的作用通常不只一種，除了針對病情所產生的療效外，對身體其他部位造成的影響，一般統稱為藥物的不良反應或是副作用。事實上，我們無法期望任何一種藥物只有療效而無任何的不良反應或副作用。而引起藥物不良反應的原因，還包括藥物與藥物之間的交互作用，藥物與食物間也可能互相影響。另外像「年齡」也可能是一個干擾因素，以嬰兒來說，因身體的酵素系統尚未發育成熟，而大部分的藥物都須經由肝臟酵素代謝，因此便可能造成傷害而不自知。

過期的藥品不宜再繼續保存，同時不要把藥品存放於兒童可以輕易取得之處，以免兒童誤食藥品中毒。此外，除非另有指示，否則液體藥品不宜冷凍，也不要把藥品存放於浴室，以免受到浴室的熱氣或濕氣破壞，讓藥性變質產生不良效應，影響身體健康。

復健篇
復健理論：「管理」痛

復健醫學（Physical medicine and rehabilitation）在台灣一般稱為復健科。現代人對這個科別的認識其實是一知半解的，有人甚至不知道復健科到底是幹什麼用的？

其實，復健科就是幫助人們恢復健康的科別，與各大醫院附設的其他科別一樣是一個獨立部門，患者可以直接向復健科專科醫師問診。而每一位復健科醫師都具有醫師資格，並且必須通過復健醫學專科考試取得證書後，才能執業，請大家放心。

何謂復健科？常見檢查項目有哪些？

復健醫學為臨床醫學的一個分支，台灣習慣稱為復健科。通常聽到這個科別，一般人都會問：「復健科是看什麼病的？」、「身體有哪裡不舒服，就得上復健科看病？」由此可知復健科雖然在台灣已有 40 年的發展歷史，但還是有不少人對它們一知半解，歸根究底就是大家根本不知道復健科是什麼？

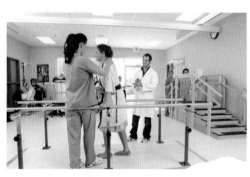
幫助人們恢復健康，正是復健科創辦的意義。

顧名思義，復健就是幫助人們恢復健康，美國早在民國 36 年便已正式認定它是一項醫療專業，而台灣也在民國 47 年由台大醫院首先創設復健科，發展至今，復健科已與各大醫院的內、外等其他科別一樣，是一個獨立部門，患者可以直接求診復健科

的專科醫師問診。

專業認證醫學專科 診療範圍廣泛多元

　　每位復健科醫師都具有專科醫師資格，必須通過復健醫學專科考試取得證書後，才能執業。

　　在台灣，復健科是一個獲衛福部認證的醫學專科，該科的醫師都要經過一定的培養過程，例如「台灣復健醫學會」規定住院醫師必須經過該學會認證的教學醫院，培訓 3 年 6 個月，並且通過該學會的專科醫師甄審考試後，才能算是復健科專科醫師。這個獲得認證的醫師身分，讓醫師們可以合法且獨立負責該專科的疾病診斷，並為病患安排治療計畫，包含藥物及復健處方等，而擅長且能合法開立多面向的復健處方，正是復健科醫師必須具備的主要特色之一。

復健科的診療範圍

項目	徵狀
神經肌肉系統病變	腕隧道症候群、手麻、手無力、顏面神經麻痺、腦中風（包括腦出血、腦血管阻塞、動靜脈畸形）、頭部外傷、脊椎損傷、腦炎、腦瘤等後遺症。
骨骼關節疾病	長期勞動姿勢不正確、常常需提取重物引起的頸部、腰部或膝關節的退化關節炎、坐骨神經痛、骨折後的肌肉無力、關節攣縮、痛風關節炎、脊柱側彎、人工關節置換術後、其它關節疾病及其後遺症等。
軟組織傷害	肌肉韌帶位傷、扭傷、肌腱炎、五十肩、網球肘、媽媽手、上班族或需長時間維持某一姿勢引起的頸部上背部肌膜炎、愛爬山、走路、慢跑而引起的足底肌膜炎、先天性斜頸等。

醫病關係是一種溝通　問診時請說重點

　　通常每位患者向復健科醫師求診時，需不需要動手術？應該如何治療？……上述種種通常是門診中最常見的問題。孰不知看病其實是一種醫病的面對面溝通，例如病患須清楚告訴醫生，身體哪個部位不舒服，但因為許多病人深受疼痛困擾已久，一旦遇上醫生了，往往就是一股腦兒地傾巢而出，讓醫師根本招架不住，無法抓到重點來做治療。所以奉勸大家看到醫師時要記得，有條理地跟醫師說明病況，例如已經痛多久了？若能量化地說出一個範圍，像是持續幾天、幾個月或幾年了都好，千萬不要說出什麼痛很久了、痛好一陣子了……等等很籠統的說法，畢竟每個人認定的「很久」，標準恐怕都差很大！此外，像是主要症狀、發病時間和疼痛部位等，也是醫師們最想知道的內容，所以看病必須是雙方互信、坦誠合作才能有效對抗疾病，早日康復。

　　而復健科的治療，通常依病症而有不同的處置方式，基本的治療項目包括治療性冷／熱敷、紅外線、低能雷射治療、石蠟浴、超音波、磁場治療、短波、牽引、循環治療、向量干擾、微波、上肢水療、下肢水療、全身水療、電刺激、傾斜台訓練、被動性關節運動、牽拉運動、運動治療、肌力訓練、耐力訓練、顏面按摩、鬆動訓練、姿態訓練。促進技術、平衡訓練、義肢訓練、等速肌力訓練、行走訓練等。有時因病情需要，醫師可能會同時合併使用非類固醇抗炎藥物，這是一種不含抗生素的消炎藥，作用不只止痛，更有某種程度的消炎效果，所以一定要配合病情使用。

　　病人除了接受物理治療、藥物治療，更重要的是改變日常作息，例如每工作半小時就休息 10 分鐘，做做伸展運動、活動一下筋骨，同時養成正確

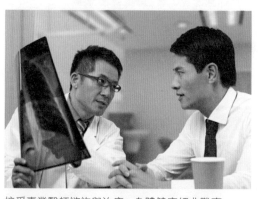

接受專業醫師諮詢與治療，身體健康絕非難事。

的姿勢，這樣一來，止痛就不會是一樁難事了。此外，為了預防疼痛復發和延緩關節退化，建議大家最好選擇一項自己喜愛又方便的運動，持之以恆地執行下去，這樣一來，不僅可以增加全身的肌耐力，還可強化關節的柔軟度。至於目前針對疼痛的治療，復健科基本上經常採用的方式為：

1. 物理治療：客製化的運動自療

物理治療（Physiotherapy 或 Physical Therapy）是一種以預防、治療、及復健為目的來處理因疾病或傷害所帶來的動作與生活問題的專業醫療，執行者統稱為物理治療師（Physiotherapist，簡稱 PT）。在歐美國家有其他專業（如整脊師 chiropractors 或骨科醫師 Doctors of Osteopathy）也會使用類似物理治療的方法；而在華人地區則有傳統中醫或國術館等地方會進行例如推拿、按摩等類似物理治療的療法，目的都一樣。

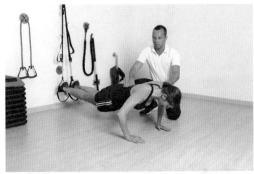
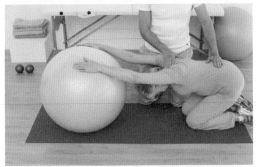

物理治療有助於恢復身體機能，緩解疼痛。

物理治療是串聯現代與傳統醫學非常重要的一部分，可説是中西各半的一種醫療專業，物理治療師協助患者舒緩痛處、訓練肌耐力、增加關節靈活度、增強心肺功能等，並且評估患者所需，給予特別設計的治療方式，協助患者處理身體不適和病痛，恢復身體原有的生理功能、動作功能，緩解疼痛，提升個人生活品質。

2. 藥物治療：最常見的治標方式

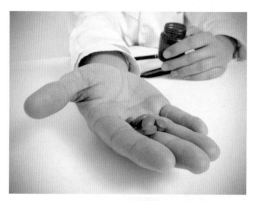

醫學進步神速，止痛藥的型態也更趨多元化。

此項療法泛指醫師用來診斷、治療、預防疾病或減輕痛楚時所開立的藥物或化學物質，一般統稱「給藥」。除此之外，藥物目前的型態多元，有許多的劑型（dosage form），像是丸劑（pill）、片劑、膠囊或藥水等皆是。而給藥通常指藥物進入人體的 3 種過程，其中包括：

1. 腸道給藥、口服藥物以及其他由腸道吸收藥物的方式。
2. 非腸道給藥：主要指利用靜脈注射、肌肉注射，使藥物直接或間接進入循環系統。
3. 其他：包括鼻內、局部、吸入等方式。

3. 增生療法：讓身體自行回復正常

上班族因操作電腦鍵盤的動作過於頻繁，容易造成手腕肌腱或軟組織受損

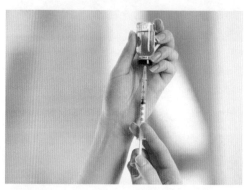

由專業醫師注射類固醇，是極為常見的消炎止痛方式之一。

引發疼痛，復健科醫師建議每次使用電腦 60 分鐘，便應休息 10 分鐘做一做腕部伸展運動，預防疼痛。

若已有手腕疼痛的症狀出現，醫界目前可透過注射式增生療法（prolotherapy）來改善。增生療法並非打入類固醇，而是注射適當濃度的葡萄糖液，藉由高

張的溶液啟動修復機制,使受損的肌腱或軟組織產生增生強健的功能,改善疼痛現象。

除了葡萄糖液之外,也可使用玻尿酸,或是患者血液經離心處理後萃取濃縮的血小板來做為增生療法的注射物質,實際治療方式建議由專業醫師診斷後決定。

4. 神經調控:微量電流干擾痛感傳遞

現代人身體病痛多,總是抱怨這也痛,那也痛!而根據統計,國內約有 1 / 3 的人口飽受慢性疼痛所苦,甚至約有 50 萬人痛到無法正常工作,吞再多止痛藥也沒效!復健科醫師表示,對於這種頑固型疼痛患者,神經調控療法是個可供參考的治療選項。

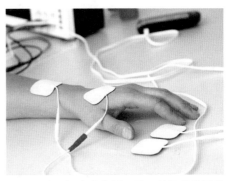

透過電流干擾疼痛傳遞,是目前相當普遍的復健方式之一。

臨床上改善慢性疼痛的方法像是藥物、復健、針灸、局部電刺激、高頻熱凝療法、手術和脊椎神經電刺激等,透過這些方式大多都能舒緩疼痛,但即便如此,仍有頑固性疼痛患者,例如脊椎手術後疼痛症、帶狀皰疹性疼痛、下肢缺血性及周邊神經疼痛、患肢痛等,即使遍求坊間名醫,卻一直無法驅除灼熱痛及刺痛,往往需要動用到神經調控療法來因應。

嚴格說來,神經調控療法是一種非破壞性微創治療,植入的電池會釋出微量電流,傳導至脊椎中樞及周邊神經,從而改變疼痛閾值,減輕疼痛。總歸來說,神經調控器能透過電極導線發送電流,覆蓋疼痛點傳送至大腦的疼痛訊息,舒緩疼痛的感覺。

神經調控療法並非新興的療法,只不過新一代裝置的體積更小,配合無線體外充電技術,可保用 10 年以上,且不會因為電池能量太早耗盡,而必須再開一次刀來做更換,相當便利。

中醫篇
中醫觀點：「治」痛

　　疼痛是一種很主觀的感覺，有人很能忍痛，有人則是一點痛都無法忍受，但總歸一句話：疼痛就是一種會讓人非常不舒服、煩悶，是沒有人會喜歡的感覺。

　　但話說現代人生活壓力大，各種因素攪在一起的結果就是，我們終其一生都不可能擺脫疼痛，所以，最原始的治療就是透過各種方法來止痛。只是很不幸的，醫學發達讓現代人總是另闢蹊徑地想方設法，就是為了一舉消滅它。吃西藥止痛，不夠；定期做復健，還不行，也就因此，還是得找上我們中國的老祖先，透過中醫來試試看了……。

痛則不通　通則不痛

　　根據醫學雜誌的調查指出，台灣有一半以上的民眾遇到痠痛問題時選擇不

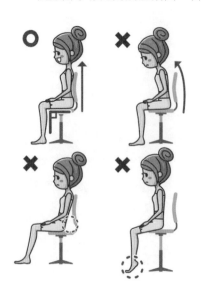

就醫，多以自行貼藥膏、按摩或推拿、泡熱水澡來處理；至於求助醫師的民眾，醫師建議返家後自行熱敷處理者，其中又有4成以上的患者並未聽從醫師囑咐執行，造成痠痛問題無法緩解，必須頻繁回診就醫，造成醫療資源的重複浪費與自身經濟的損失。

　　其實，會造成筋骨痠痛其實有「五不」——姿勢不對、用力不當、肌力不足、久滯不動以及勞動不休所造成的累積性傷害；因此，上班族在工作時，記得坐姿要

挺、腰要有靠背、要有扶手、要有頭枕、要有腳踏才合乎人體工學。

疼痛有很多種，起因複雜多變，中醫認為疼痛多半為外因（風、寒、暑、濕、燥、火）、內因（情志過極、痰、瘀）、不內外因（外力碰傷、蟲蛇咬傷、運動或車禍受傷）等幾種因素所造成，不同的疼痛，當然要以不同的方式治療，這就是所謂

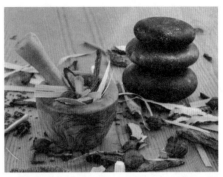

中醫奧祕且博大精深，是現代人治療疼痛的選項之一。

的「對症下藥」，才能有效治療疼痛。而以中醫學的角度來說，治療疼痛的原則包括：

1. 血瘀疼痛

「不通則痛」是中醫治療疼痛的重要理論，而疼痛是氣滯血瘀最顯著的症狀之一，由血瘀所導致的疼痛與氣滯所造成的疼痛，性質上大不相同，主要特徵在於痛點常伴隨瘀血所在之處，出現在固定部位上。而血瘀所導致的疼痛，中醫習慣以內服「活血化瘀」中藥來治療，甚至配合針灸或外敷膏藥、拔罐放血等，使血管擴張、加速血液循環，快速化解或吸收患部因循環不佳所產生的病理產物（如瘀血、痰飲），恢復血液暢通，達到止痛目的。臨床上常用「活血化瘀」處方，如「血府逐瘀湯」、「少腹逐瘀湯」、「身痛逐瘀湯」、「傷科復原活血湯」等因應；桃仁、紅花、赤芍、澤蘭、鬱金、延胡索、牛膝等則為常用藥材，可以促進血管持續擴張，加速新陳代謝，止痛效果佳，尤其是患有坐骨神經痛、骨刺、腰背疼痛、頭痛、五十肩甚至女性生理痛者，不妨多食。

2. 氣滯疼痛

有一種疼痛是會讓人感覺它總在跑來跑去，沒有固定位置，體表也無明顯的壓痛點，但就是會讓人渾身覺得不舒服，尤其是表現在星期一上班的時候，

特別容易感到全身腰痠背痛。中醫認為這種症狀其實與氣滯有關，尤其是情緒方面的問題。臨床上曾有病人抱怨全身疼痛，這邊也痛，那邊也痛，痛感沒一個定處；若再細問是否有其他症狀，病患往往就會說出自己目前情緒低落、工作壓力大、心情煩悶，有胸悶、喘不過氣、胸肋脹痛、失眠、肩頸處特別僵硬、腰痠背痛或頭痛、脹痛、脹氣等症狀。

站在中醫的理論，肝屬木，性喜條達，類比情志，若情緒受到壓抑、不遂，就會影響肝的抒發性，導致肝鬱氣滯，疼痛感就會出現，此時的治療原則是理氣止痛，佐以活血祛瘀的藥品，像是「加味逍遙散」、「柴胡疏肝散」等便是常用處方；而香附、木香、枳殼、陳皮、青皮、川楝子等也是中醫師經常調配使用的中藥材。

3. 退化性疼痛

台灣已正式步入高齡化社會，老年人愈來愈多，加上飲食西化、缺乏運動，尤其是上了年紀的老人家，先天上腎氣已衰竭，身體機能逐步退化，氣血循環普遍欠佳。若年輕時已然疏於保養，一旦步入老年期，像是退化性關節炎等老化疾病往往就會找上你，也就是慢性疼痛已經爬上身了……。

中醫《內經》有云：「腎主骨，肝主筋」換言之，一旦到了五、六十歲的年紀，肝腎衰疲，表現於外的特徵就是行動不靈活、腰膝痠軟、筋骨容易痠痛。

健康 小叮嚀

國人對於使用藥膏或藥布的警覺性低，經常尚未仔細瞭解成分就直接使用，哪裡痛就貼哪裡。事實上，痠痛貼布的有效成分會經由皮膚被人體吸收，再以肝腎代謝，如果痠痛藥布內含有甲基水楊酸（又稱冬青油或冬綠油）等物質，長期使用過量會造成肝腎損傷，甚至有傷害幼童腦神經的風險。此外，藥布直接貼在皮膚上，肌膚也可能因長時間不透氣，處於悶熱狀態下而產生紅腫癢、發炎或過敏症狀，務必小心使用。

此時的治療方式就是滋補肝腎的不足，佐以養血柔肝之品，常用藥方為「右歸丸」、「左歸丸」、「獨活寄生湯」、「龜鹿二仙膠」、「加味健步丸」等；而常用中藥材像是肉蓯蓉、牛膝、續斷、女貞子、雞血藤、乳香、沒藥等，效果都不錯。

現代人深受慢性疼痛困擾，西醫治療方式多以吃止痛藥為主，但有些病人因為藥物過敏或為了某些原因而不能服藥，這時便會嘗試尋找其他止痛方法來因應。若仔細觀察中國老祖先的醫學智慧將可發現，中醫面對疼痛症狀，不單只是希望「止痛」，求的更是有效「治痛」。

至於治療痛症除了以中藥內服、外敷及針灸外，患者還可接受其他手法治療，如推拿、刮痧等，藉以達到有效治療疼痛的目的。

穴位推拿：打通氣結血瘀　有效減輕痠痛

上班族白天忙工作，下班忙家務，許多人筋骨肌肉為此大喊「受不了」，全身痠痛難耐，睡不安穩。中醫師建議，除了急性扭拉傷之外，慢性勞損或血虛體質型的腰痠背痛，只要透過適度按摩，也能有效減輕不適，不藥而癒。

畢竟現代人腰痠背痛毛病多，中醫師提醒唯有對症下藥改善和調理，才能有效減輕痠痛的不適。

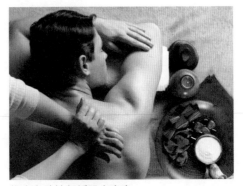

推拿有助於舒緩肌肉痠痛。

慢性痠痛分 2 種：慢性勞損、血虛體質

相較於必須及時處置和治療的急性扭拉傷，現代人更容易受到慢性腰痠背痛的折磨，身體一旦出現不適就貼藥膏、吃止痛藥，殊不知，造成慢性痠痛的

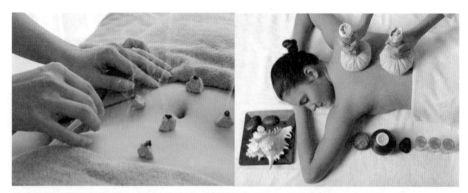

艾灸與熱敷具有舒緩疲勞、散痛的功效，因長期姿勢不良所引發的疼痛，不妨一試。

原因其實有「氣血瘀滯」和「氣血虧虛」兩種，唯症狀表現不同，調理和改善方式也不一樣。

　　無論是上班族、勞動者或家庭主婦，現代人普遍有姿勢不良的習慣，加上過度勞動、曾經外傷的經驗，長期下來即造成氣血瘀滯，出現「慢性勞損」的症狀，「痠痛」就是主要的病徵，腰背部會有明顯的壓痛點，即使熱敷也難以解痛，必須定期按摩、拔罐或針灸才能緩解。而血虛體質如年長者或產後婦女，則因氣血虧虛，多半有腰痠、無力、怕冷等症狀，痛感較輕微，通常經熱敷、紅外線照射或艾灸就能改善。

　　臨床對於「慢性勞損」和「血虛體質」的痠痛治療，需視個人情況而定。中醫師表示，前者以活血化瘀、行氣止痛為原則，處方則以「十全大補方」為主，可再視情況酌量添加牛膝、杜仲、枸杞、菟絲子等藥材；後者為血虛體質，中醫師多半會以補氣養血、補腎助陽、祛風濕為治療原則，「獨活寄生湯」為主要處方，可再適度搭配續斷、威靈仙等活血中藥材。

揮別腰痠背痛　居家養生這樣做

　　慢性勞損者可先用含精油成分的乳液塗抹於皮膚表面，再直接揉按痠痛點，打通氣結和血瘀，氣血通暢便能減輕痠痛。血虛體質者，因不宜直接按壓痛點，建議先將雙手搓熱或用溫熱毛巾熱敷痠痛處，再施力按摩，但按揉力道

不宜過重，以個人可接受的痠痛程度為限。另可按摩腳部的養血穴位如血海、三陰交、足三里等穴位，藉以減輕因氣血虧虛所導致的痠痛不適。

此外，除了針對體質治療，中醫師表示，不熬夜，培養良好睡眠品質，不吃生冷和刺激性食物，維持理想體重，規律走路、做瑜珈、太極等和緩性運動，或是泡澡、按摩，也都能減輕腰痠背痛的不適。

泡澡溫經止痛

藥材：獨活、桑葉、桑寄生各 5 錢，紅花、當歸各 3 錢。

作法：

1. 將上述藥材放入鍋中，加水 2 公升，加熱煮滾後轉小火續煮 15 分鐘。

2. 待藥性釋出後，倒入浴缸中，加溫熱水稀釋至適合泡澡的水量和水溫即可。

功效：獨活可散風祛濕止痛；桑葉涼血明目、解頭痛和筋骨痠痛；桑寄生可改善風濕痹痛、腰膝痠軟、筋骨無力等症狀；紅花活血通經；當歸補血活血，調經止痛。

提醒：泡澡時，記得水的高度不可超過心臟，以免造成心臟負擔太大。泡澡次數以每周 2 ～ 3 次為限，過度頻繁易造成皮脂流失，導致皮膚乾燥和發癢、過敏。

小針刀：針刺感伴隨微創手術，疼痛立解

肩頸卡卡、僵硬痠痛甚至引起頭痛，這是許多上班族、手機族的夢魘！有人誤以為是常見的「落枕」，於是尋求偏方、推拿，或是乾脆吞止痛藥度日，結果都無法緩解。中醫師提醒，如果上述症狀已持續一段時間，伴隨出現胸悶、呼吸不暢，甚至頭暈脹痛症狀者，都要小心可能是罹患了「慢性肩頸筋膜炎」。

一般來説，復健和針灸通常可以大幅緩解急性拉傷，但是對於慢性筋膜炎的幫助仍然有限。有鑑於此，目前中醫界研發了一項新的治療方式，並經過多

次臨床試驗與評估後發現，只須短短 15 分鐘，就能鬆開患者肩頸僵硬的筋膜，而這就是「小針刀」。

僵硬處如釋重負　腰痠背痛不再來

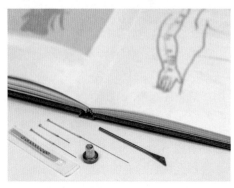
融合針灸針與手術刀的優點，小針刀是目前極夯的中醫復健方式之一。

　　首先簡單解釋一下何謂「小針刀」？它是一種既不是針，也不是刀，而是將中醫的針灸「針」，和西醫的手術「刀」，結合為一體的新醫療工具，因為融合兩者的特色及優點，具有雙重特效而名。目前有醫師根據其形狀，將其改名為「小扁針」，具有針灸的 50 倍止痛效果，等於針灸 50 次，還不如直接作 1 次小針刀來的有效。

　　小針刀在古代被稱作「鈹針」，雖然比注射針還細，卻融合針灸針和手術刀的優點，結合中醫針灸和西醫解剖原理，在治療中既有針刺效果，又能達到微創手術刀的作用，特別適合發生在筋骨關節處等慢性疼痛上的治療。

　　此外，小針刀治療時間短，不像針灸必須將細針留在患者身上，中醫師會用最快速的動作處理全身各處的痛點，因此在治療時，某些特定部位會有一些些的痠脹痛感出現。而以小針刀治療疼痛後，患者無需住院也不用臥床休息，唯部分患者會出現患部在扎針後數日內，瘀青更嚴重或痛得更厲害的反應現象，但多半在 10 天內就會自行消退，痠痛也會逐步削減。建議患有坐骨神經痛、腰痠背痛、手腳麻、膏肓痛、五十肩、高爾夫球肘、網球肘、關節炎、各種筋骨痠痛，或長期治療但效果不佳之痠痛患者，皆可考慮試試小針刀止痛法。

　　長期性的筋骨痠痛，大多起因於軟組織的問題，筋膜或腱鞘等組織因為使用過度，造成慢性發炎，而引起沾黏、肥厚、僵硬、疼痛、活動困難等問題。小針刀能鬆解沾粘及肥厚的組織，解除僵硬、疼痛、活動困難的問題。

最後提醒一下，凡是有發熱症狀的患者、嚴重內科疾病的發作期、施術部位有紅腫灼熱或深部膿腫、施術部位有皮膚感染或肌肉壞死，以及血友病患者與孕婦等，不建議採用小針刀療法止痛。

小針刀的適應症

1. 各種因軟組織損傷、黏連所導致的頑固慢性疼痛，如滑囊炎、狹窄性腱鞘炎、肌肉和韌帶累積性損傷、五十肩、網球肘等。

2. 骨質增生（骨刺）引起的痠痛，如頸椎腰椎骨質增生引起的頸部或腰部痠痛、退化性膝關節炎、創傷後關節炎等。

3. 脊椎滑脫、頸或腰椎間盤突出、腕管狹窄造成神經受壓所產生的麻痺疼痛。

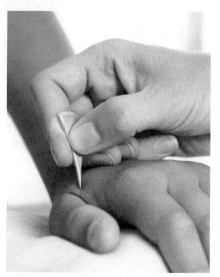

小針刀多半使用在筋骨關節處的疼痛治療，特別有效。

4. 因頸椎退化所導致的眩暈、偏頭痛、耳鳴、後頭痛等症狀。

刮痧：擴張毛細血管 疏通全身經絡

門診發現，坐骨神經痛不是老年人的專利，患者開始出現年輕化趨勢，其中尤以長期久坐、姿勢不良、缺乏運動習慣的上班族為最大宗，嚴重時不僅坐著就腿部麻痛，平時連走路也舉步難行。中醫師表示，除了針灸和推拿，民眾也可運用刮痧和拔罐的方式暢通血液，減少坐骨神經痛的發作機會。

上班族習慣久坐冷氣室中打電腦，高壓的環境下顧不得正確姿勢，且平常缺乏運動，常有腰背痠痛的問題，偶有腳麻的現象，也多半認為是坐太久、血

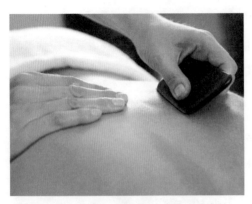

刮痧可疏通全身經絡，舒緩肌肉痠痛十分有效。

液循環不佳，因此不以為意，直到突然有一天發現單腳有行走時出現劇痛，就醫後方才發現是脊椎長期受到不適當的應力造成椎間盤破裂，是軟骨突出壓迫坐骨神經所導致的疼痛。

加上現代人害怕動手術切除骨刺，改求中醫協助，在中醫門診中，坐骨神經痛是很常見的症狀，而現代人因平均壽命增長，關節退化、長骨刺而壓迫到坐骨神經的比例也愈來愈高，症狀通常以單側性為多，初期常為下背部痠痛和腰部僵直感，接著會出現屁股大腿外側與下肢麻木、疼痛無力、跛行等症狀，有的人甚至伴隨尿頻、尿急、排尿不淨或大小便失禁等症狀。

促進血液循環 告別坐骨神經痛

如何舒緩或預防坐骨神經痛？此時不妨多靈活運用中醫「痛者不通，通則不痛」的養生論點。中醫師建議，除了針灸和推拿外，民眾也可在家自行用刮痧的方法紓解坐骨神經痛所帶來的疼痛感。

刮痧可擴張毛細血管、促進血液循環、增加椎體動脈血流量、疏通經絡，其目的就是促進氣血循環，打破肌肉緊張與疼痛的惡性循環，從根本上疏解疼痛。方法則是從臀部肌肉包括臀中肌、梨狀肌，沿者足少陽膽經和下背脊柱兩側的足太陽膀胱經，輕刮經絡就能避免坐骨神經痛來找碴。

適合刮痧的身體部位

1. 下背部：

督脈—命門穴（腰背部第二腰椎棘突下的凹陷處，與肚臍相對）至腰俞穴

（腰部後方，臀溝分開之處）。

膀胱經—雙側腎俞穴（第二腰椎棘突下，左右旁開 1.5 寸，與命門穴平行）至白環俞穴（腰骶部正中脊旁開 1.5 寸，平行第四骶後孔）。

2. 下肢：

膽經—患側環跳穴（臀部外側兩邊最凹的地方）、風市（直立時，雙手下垂，中指指尖頂到大腿外側中線之處）至膝陽關（膝外側，股骨外上髁上方的凹陷處）、陽陵泉（小腿外側，腓骨前下方凹陷處）至懸鐘（外踝高點上 3 寸）。

值得注意的是，如果體質虛弱不適合刮痧，拔罐也是個不錯的方法。拔罐為良性刺激，可使經絡穴位處充血，改善局部微循環，疏通經絡，舒筋理氣，活血化瘀，新陳代謝變佳，自然可以快速減輕發炎反應，快速排除體內廢物及毒素。原則上，拔罐與刮痧的位置相同，但是每次拔罐時間以 5 分鐘為宜。特別提醒的是，皮膚太薄的老年人不適合自行拔罐或刮痧，應由專業醫師親自處置為宜。

除了中醫治療之外，熱敷也有助於緩解下背部的緊繃感，預防坐骨神經痛。建議平常不妨多吃富含膠質的食物，例如豬腳、蹄筋、雞腳、牛筋、魚頭、海蔘、山藥、馬鈴薯、秋葵、黑白木耳等，也可以增加脊椎承受壓力的彈性，減少椎間盤破裂的風險，遠離坐骨神經痛的威脅。

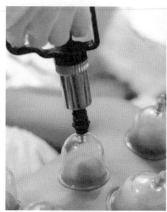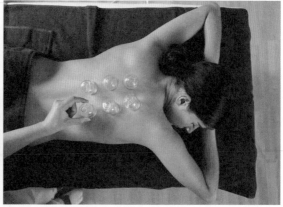

拔罐有助於排除體內毒素，對身體而言是一種良性刺激的止痛方式。

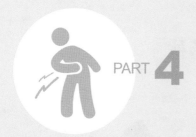

PART **4**

舒食：
止痛，就從餐桌開始……

　　現代人生活壓力大，工作時間又長，哪個人的身體沒有個這裡疼那裡痛的小毛病？但是服用成藥，卻又怕藥物成癮，副作用大，對於如何紓解疼痛，頓時成為每個人都想找方法解套的難題！

　　根據醫學實驗結果顯示，身體出現疼痛症狀時，某些食物似乎就能讓緩解疼痛感覺。而從現代科學中，也確實找到食物和疼痛之間的關聯，甚至發現長期採用某種飲食方式，可讓疼痛逐漸消退。

　　不想靠止痛藥度日，那就不妨體驗一下天然食物所蘊藏的鎮痛效果吧。只是哪些食物是天然的鎮痛專家？且看以下內容分解……

［功效：舒緩落枕］

生薑紅棗茶

材料：生薑 50 公克，紅棗 10 粒，紅糖適量。

做法：

① 將紅棗洗淨、泡軟，生薑切片備用。

② 用刀子剖開紅棗，取出棗核不用。

③ 將所有材料放入杯中，注入適量滾燙開水泡煮成
茶湯並加入紅糖調味後即可飲用。

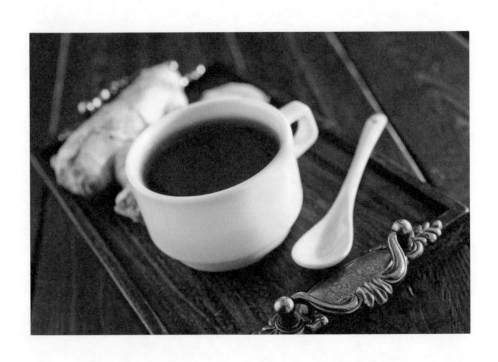

［功效：舒緩落枕］

葛根粥

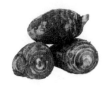

材料：葛根 8 錢，白米 60 公克。

做法：

1 將葛根洗淨，加入適量清水煮滾後待涼、取汁備用。
2 將白米洗淨放入鍋中加水煮成粥。
3 最後再倒入葛根汁拌勻即可食用。

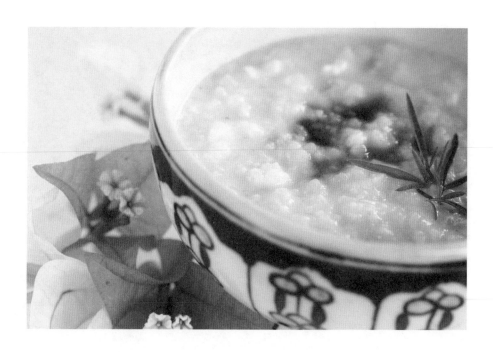

［功效：舒緩落枕］

牛蒡子粥

材料：牛蒡子 6 錢（需打碎），白米 60 公克，
　　　白糖少許。

做法：

❶ 牛蒡子洗淨，加入適量清水煮滾後待涼、取
　汁備用。

❷ 將白米洗淨放入鍋中加水煮成粥。

❸ 最後再倒入牛蒡子汁拌勻，食用前加白糖調
　味即可。

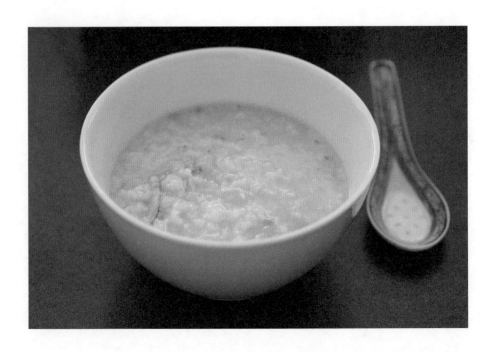

［功效：**舒緩落枕**］

山藥薏仁粥

材料：山藥末、薏苡仁、紅棗各 1 兩，
　　　白米 50 公克，鹽少許。

做法：

① 將山藥末、薏苡仁、紅棗與白米一同
　放入鍋中加水煮成粥。

② 食用前加鹽調味即可。

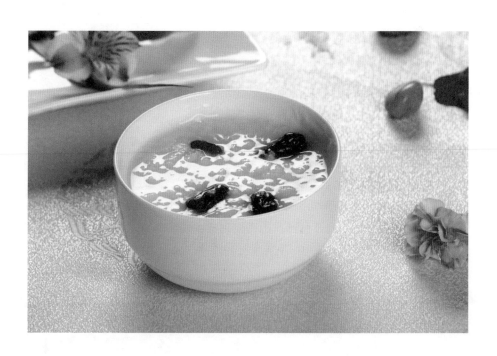

［功效：舒緩落枕］

珍珠母粥

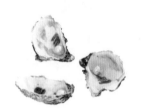

材料：珍珠母、生牡蠣各40公克，白米100公克。

做法：

1 將珍珠母、生牡蠣打碎備用。

2 珍珠母、生牡蠣放入鍋內，加入適量清水後
煎煮30分鐘，瀝渣、取汁備用。

3 將白米洗淨放入鍋中，加入適量清水熬煮成
粥。

4 最後再倒入牡蠣汁拌勻即可食用。

健康 小叮嚀

「落枕」幾乎是隨時都有機會發生的狀況，
尤以秋冬和冬春之際最為常見。日常調
養應以活血祛風、溫經通絡的食物為
宜。例如橘子、柚子有助溫經、理氣和
絡，多吃無妨。至於經常有落枕困擾的朋友，建議選用能補氣
平肝的人參、蘋果、山藥和芹菜等食材調體質。

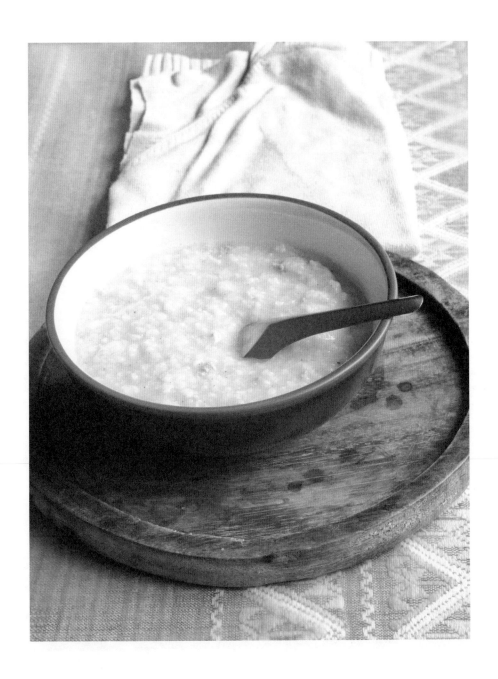

［功效：改善肩頸僵硬］

舒經活血養生茶

材料：黃耆、赤芍和炙甘草各 2 錢，菊花 1 錢，
　　　葛根 3 錢，紅糖些許，白開水 1,000c.c.。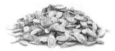

做法：

1. 將所有藥材洗淨，放入鍋中並加入 1,000c.c.
　白開水。
2. 先以大火煮滾，待水滾後立刻熄火、放涼。
3. 待藥汁放涼後，瀝除藥渣加糖調味即可飲用。

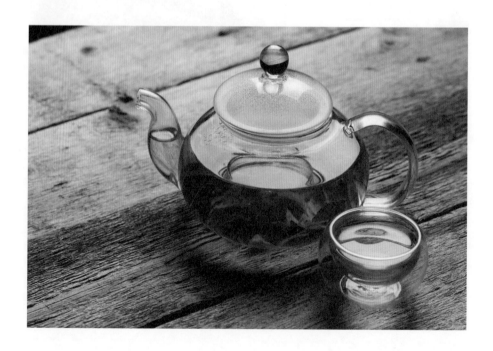

［功效：改善肩頸僵硬］

杜仲補腎飲

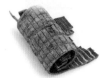

材料：桑寄生、杜仲、赤芍各 2 錢，白開水 1,000c.c.，
　　　紅糖少許。

做法：

① 所有藥材洗淨，放入鍋中並倒入 1,000c.c. 清水浸
泡半小時備用。

② 藥汁先以大火煮沸再轉小火續煮半小時，熄火靜
置、待涼。

③ 瀝除藥渣並加入少許紅糖調味即可食用（建議 1 ～
2 天喝完，每日飲用次數不限）。

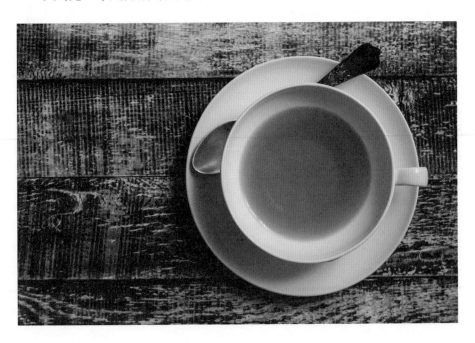

［功效：改善肩頸僵硬］

葛根玫瑰飲

材料：乾燥玫瑰花 5 朵，葛根 1 錢，
熱水 500c.c.，紅糖適量。

做法：

1. 乾燥玫瑰花、葛根略微漂洗、撈
   起瀝乾後放入保溫瓶中。
2. 加入 500c.c. 熱水燜泡 5 分鐘後
   加糖調味即可，建議一天喝完。

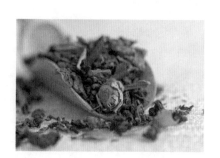

備註：此茶飲特別適合血液循環不佳、
壓力大、易便祕、容易肩頸僵硬、偶
而會有生理痛的女性上班族飲用。

健康 小叮嚀

- **黃耆**：補氣、降低發炎機率，改善頸部痠痛。
- **桑寄生**：可祛風強筋骨、強筋健骨。
- **玫瑰**：解鬱活血，抒發壓力，促使體內血液通暢。

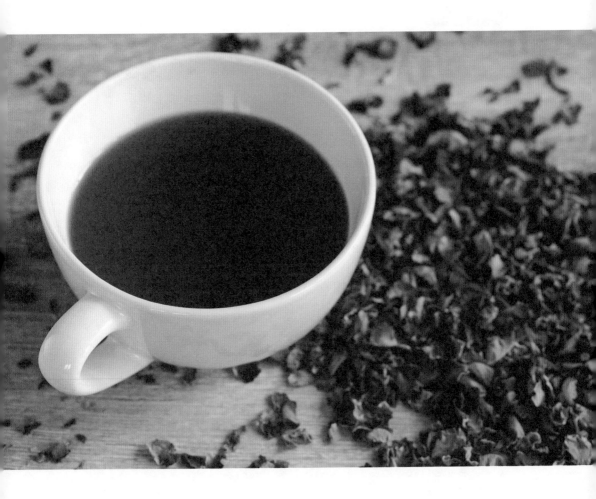

［功效：保養關節］

辛火燎原

材料：雞蛋 1 顆，秋葵末、洋菇末各 15 公克，吻仔魚、
紅椒粒各 20 公克，九層塔末 5 公克、優格 10
公克，鮮奶 120c.c，橄欖油、韓式辣醬、堅果碎
各 1 匙。

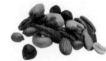
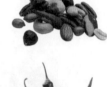

做法：

① 秋葵、洋菇及紅椒及九層塔洗淨均切末備用。

② 材料 A：將雞蛋打入大碗中、加入鮮奶、秋葵末、洋
菇末、吻仔魚、韓式辣醬及九層塔末一起攪拌均勻
備用。

③ 起油鍋，倒入適量橄欖油，再將材料 A 倒入鍋中攤
平、煎熟。

④ 盛盤後淋上優格，灑上碎堅果及紅椒粒即可。

健康 小叮嚀

> ‧ **秋葵**：抗氧化富含黏液，是一種由膠原和黏多醣物質組成的多醣、蛋
> 白質混合物，可以增強機體的抵抗力，保護人體關節腔裡的關節膜和
> 漿膜，具有潤滑作用。
>
> ‧ **辣椒**：富含辣椒素及膳食纖維，幫助止痛及促進身體組織加速燃燒脂
> 肪及降血脂，更能促進體內賀爾蒙分泌、改善皮膚狀況。
>
> ‧ **堅果**：含有大量維生素 E 可滋潤肌膚，其所含的 omega-3 脂肪酸（重
> 要的美容脂肪），能使細胞膜保持彈性與濕潤，發揮
> 細胞接收養分與保水的能力，預防肌膚乾燥。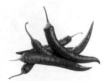
> 利用堅果搭配含有豐富黏液與鈣質的秋葵，幫助增
> 加機體的抵抗力，透過二者富含的營養價值，達到
> 保護人體關節與骨骼的益處。

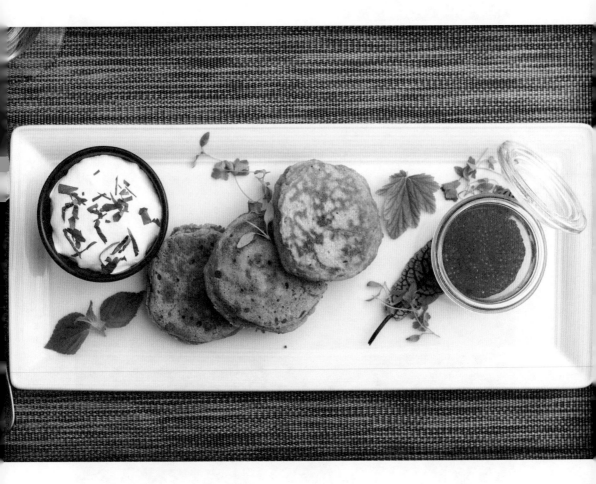

［功效：預防小腿抽筋］

牛膝當歸山藥排骨湯

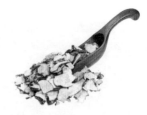

中藥材：黃耆、桂枝、白芍、當歸、牛膝、葛根、甘
　　　　草各 2 錢，老薑 3 片。

材料：新鮮山藥 200 公克，豬肋排 300 公克，食鹽、
　　　米酒均適量。

做法：

① 山藥切塊，豬肋排洗淨備用（以下稱材料 A）。

② 將材料 A 與中藥材一起放入鍋中，注入清水（注意所有食材均需沒入水
　 中）。

③ 先轉大火煮滾，再轉小火熬煮 30 分鐘後熄火即可（食用前請記得先將中藥
　 材撈出）。

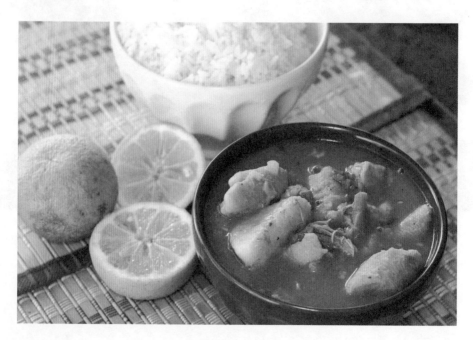

［功效：預防小腿抽筋］

十全大補方

中藥材：人參、白朮、茯苓、甘草、當歸、川
芎、熟地黃、白芍、黃耆、肉桂、生
薑各 5 公克，大棗 2 枚 。

材料：豬小排 300 公克，食鹽、米酒適量。

做法：

1 豬小排洗淨備用。

2 將豬小排與中藥材一起放入鍋中，注入清
水（注意所有食材均需沒入水中）。

3 先轉大火煮滾，再轉小火熬煮 30 分鐘即
可（食用前請記得先將中藥材撈出）。

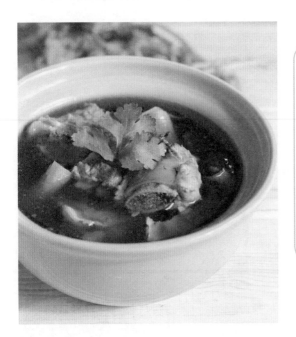

健康 小叮嚀

· 「牛膝當歸山藥排骨
湯」，可以補養氣血、
活血化瘀、祛風散寒、
養筋柔筋。

· 「十全大補方」有助
於補氣、補血，以及
溫通經絡的作用，所
以對於預防腿抽筋，
有一定的效果。

［功效：補充鈣質］

牛蒡蔬菜豆腐渣

材料：板豆腐 40 公克，乾香菇絲 2 朵，
　　　牛蒡絲、山藥泥、山藥粉、麵包
　　　粉各 10 公克，美生菜絲 20 公克，
　　　芋頭絲 45 公克，雞胸肉絲 30 公
　　　克，蒜末 1 顆，蔥花 5 公克，熟
　　　黑芝麻 3 公克。

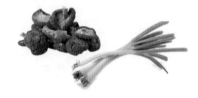

做法：

① 將板豆腐放入棉布中，擠壓、瀝乾水分備用。

② 先以乾鍋煸炒香菇絲，再加入適量食用油爆香蒜末、蔥花。

③ 隨後加入牛蒡絲、芋頭絲及雞胸肉絲拌炒均勻，盛起備用（以下稱材料 A）。

④ 取一大容器將豆腐泥、山藥泥、黑芝麻及材料 A 先拌勻，再灑上山藥粉及
麵包粉拌勻、揉搓成球狀，即為蔬菜豆腐球。

⑤ 另起油鍋，放入蔬菜豆腐球煎至全熟，盛盤時撒上胡椒鹽及美生菜絲即可。

健康 小叮嚀

- **板豆腐：**高鈣且容易咬碎，特
別適合牙口不好的老年人食用。

- **蔥：**鈣含量非常高，且含有維
他命 C 及含硫的植化素，可促
進免疫力、增進排毒。蔥與大
蒜、洋蔥都含有稱為麩胱甘肽
的三胜肽，可以增加肝臟解毒
酵素的活化、活血以及降低壞
的膽固醇。但是蔥的草酸高，
提醒腎功能不好，以及容易結
石的人不要多食。

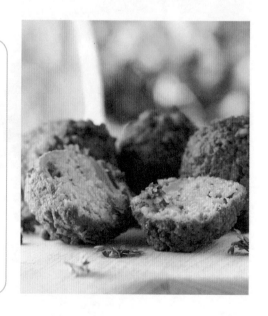

［功效：**補充鈣質**］

鮮奶吐司煎餅

材料：鮮奶 30 毫升，吐司 50 公克，中筋麵
　　　粉、刺蔥末及胡蘿蔔絲各 20 公克，
　　　黑木耳絲 10 公克，雞高湯 50 毫升，
　　　綠豆芽菜 30 公克，蝦米適量。

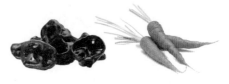

做法：

① 將刺蔥末、綠豆芽菜、木耳絲、胡蘿蔔絲及吐司撕碎備用（以下稱材料 A）。

② 起油鍋，放入蝦米煏香，撈起備用。

③ 將材料 A 與中筋麵粉、調味料及煏香的蝦米混合拌勻，再倒入牛奶及高湯
　 拌勻後揉成麵糊。

④ 另起油鍋，倒入麵糊並攤平成煎餅狀，以小火煎至兩面呈金黃焦脆狀即可。

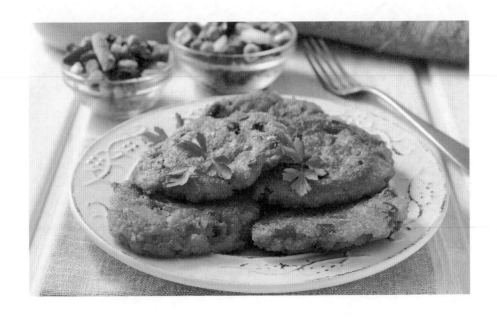

［功效：補充鈣質］

黑芝麻水果奶酪

材料：黑芝麻粉、糖各 10 公克，鮮奶
　　　120 毫升，鮮奶油 2 公克，吉利丁
　　　粉 3 公克，芒果丁 40 公克，香蕉
　　　泥 35 公克。

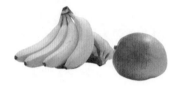

做法：

① 先將糖與吉利丁粉放入大碗中拌勻備用（以下稱材料 A）。

② 將鮮奶、鮮奶油與材料 A 放入鍋中，以小火熬煮，記得邊煮邊攪拌，煮至
糖與吉利丁粉完全融化。

③ 再加入黑芝麻粉及香蕉泥及芒果丁拌勻，待涼後依序倒入模型中。

④ 放入冰箱冷藏成果凍狀即可食用。

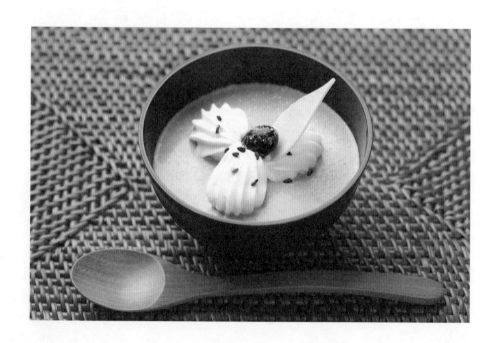

［功效：預防痛風］

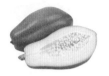

青木瓜水泡茶

材料：小型青木瓜 1 顆，龍井或香片茶葉少許。

做法：

① 將青木瓜洗淨、切開、去籽。

② 青木瓜連皮切片，放入鍋中。

③ 倒入適量清水，以小火燉煮約 30 分鐘後熄火備用。

④ 將少許龍井或香片茶葉放進青木瓜水中沖泡成茶湯，即可趁熱飲用。

備註：每周飲用 3 次，持續 2 個月後，可改成每周飲用 1～2 次。

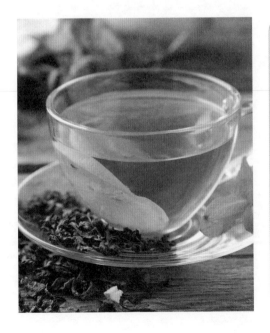

健康 小叮嚀

木瓜具有祛風溼、消腫、舒經活絡、緩解肌肉僵硬的功效，可以幫助治療痛風、關節炎、腳氣、風濕痹痛等；至於茶葉則具有利尿、止痛的功效，能夠幫助尿酸排除體外，因此青木瓜水泡茶對於改善痛風確實有效。

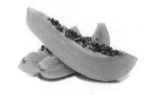

7 大天然止痛劑，食用無負擔

食物／營養素	效果	止痛理論
Omega-3 脂肪酸	抑制發炎	研究發現，發炎可能導致心臟病、中風、癌症及第二型糖尿病，多數人對身體的輕微發炎反應難以察覺，但這個發炎症狀若沒有完全修復，長年累月下來，就會變成慢性發炎，攻擊身體健康的組織，例如關節、大腦，進而引起關節疼痛或頭痛。
豆類.全穀類	抑制發炎	豆類及全穀類食物富含的維生素 E 也能對抗發炎。
薑黃（鬱金粉）	抑制發炎	日本學者臨床實驗發現薑黃含豐富的抗氧化物，能抑制腫瘤生長；另加州大學洛杉磯分校指出，薑黃可以抗發炎，延緩阿茲海默症的發生。
辣椒素	阻止神經傳導疼痛感至中樞系統	辣椒素能阻止神經傳導「P」物質將疼痛訊息傳到中樞神經系統，進而減少疼痛感，目前被用來治療頭痛、神經痛、骨關節炎及類風濕性關節炎等疼痛，只是，大部份以外貼膏劑，而不是內服。此外，辣椒含「柳酸鹽」，正巧也是止痛藥阿斯匹靈的其中成分之一。

食物 / 營養素	效果	止痛理論
鎂	調節神經細胞	改善神經細胞因興奮而產生的肌肉緊繃、情緒緊張，甚至易怒。若經常有偏頭痛合併腿抽筋、難入睡、手或腳有針刺感等症狀，多半代表飲食可能不夠完「鎂」，建議修正飲食習慣和內容。
咖啡因	舒緩肌肉疼痛	美國伊利諾大學學者研究發現，若在進行 30 分鐘高強度運動前的 1 小時內喝下 2～3 杯咖啡，或攝取等量的咖啡因，運動後的肌肉痠痛症狀將會減少。咖啡因可能會使人在做重量訓練時更賣力，也達到較好的肌肉力量與耐力。
櫻桃類莓類水果	抗發炎	醫學研究指出，櫻桃類及莓類水果具備驚人的抗發炎效果，它們的作用好比阿斯匹靈一類的止痛藥，可以干擾形成發炎反應的酵素作用。美國密西根州立大學的研究人員在實驗室裡用 tartcherry（櫻桃的一種）萃取物做研究，發現它阻斷發炎的能力比阿斯匹靈強 10 倍。後續研究又指出，草莓、黑莓及其他種類的櫻桃也有類似效果。

資料來源：華人健康網

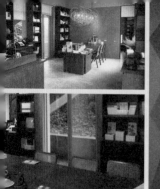

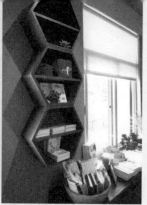

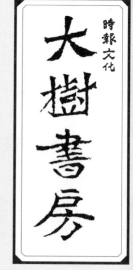

時報文化

大樹書房

大樹下，看書，聽風，享自在。

時 報 文 化 大 樹 書 房

Tree House

電話：02-2805-1769
營業時間：AM 10.30 - PM 19.00 （周一休館）

大樹書房原址為中央廣播電台淡水分台之歷史建物，
因緊依著百年古榕樹與茄苳樹，雲門將之命名為「大樹書房」。

若說整個淡水雲門園區是雲門的「家」，大樹書房就是家裡安靜的「書房」。雲門創辦人林懷民老師認為，文學與咖啡是創作時的重要靈感來源，為此，時報文化將書房打造成一個可以靜心下來，讀一本好書、喝一杯好咖啡、享受大自然綠意美好的自在人文空間。

時報文化大樹書房提供華文好書、雲門獨家授權商品、爐鍋手沖咖啡，邀請大家來大樹書房坐坐，或到屋頂眺望雲門劇場，看書、聽風、享自在。

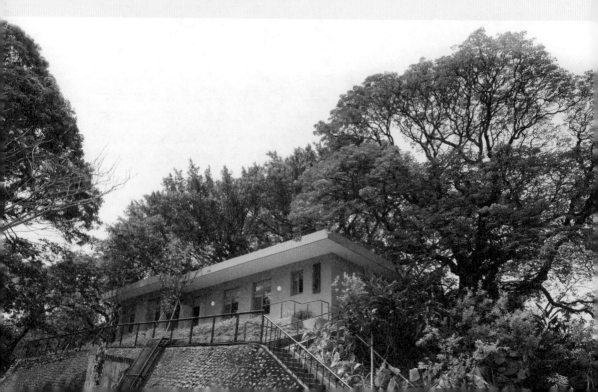

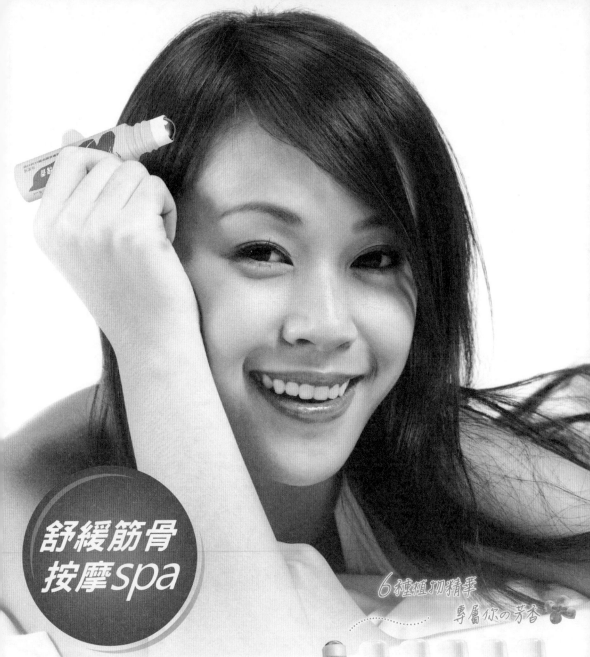

舒緩筋骨
按摩spa

6種植物精華
專屬你の芳香

正光 勁油

提神醒腦 適用蚊蟲叮咬

正光製藥有限公司 www.cheng-kuang.com.tw

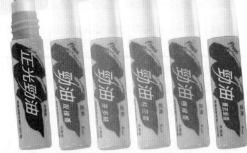

watsons 康是美 佑全 保健藥妝 啄木鳥

衛部中華廣字第1030910013號

正光 一條根

天然嚴選
成分確實

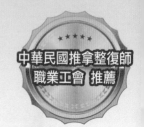
中華民國推拿整復師
職業工會 推薦

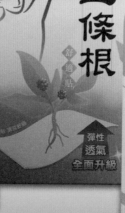

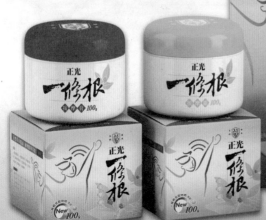

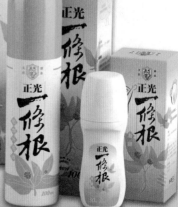

- **一條根** 味甘、微澀、性平，為地方民間常用植物，經常使用於肩膀、手臂、腳踝、膝蓋、腰部等部位。全株有祛風除濕、強筋壯骨、活血解毒之效。

- **一條龍** 根祛風除濕、通經止痛、活血解毒之效。
- **海芙蓉** 祛風除濕、軟堅消腫、降壓。
- **黃金桂** 根莖煎服解熱、去毒，為治打撲傷良藥。

- **七里香** 花果行氣活血，散瘀止痛，解毒消腫之效。
- **打骨消** 全草有解毒、消腫、利尿、解熱、鎮痛之效。
- **薄荷精油** 外用具有清涼、止癢、止痛作用。

七里香　黃金桂
一條根
一條龍＋海芙蓉
薄荷精油　打骨消

資料來源：《台灣常用藥用植物圖鑑》

放鬆身體，舒緩緊繃，向疲勞說ByeBye
更多商品資訊請見正光製藥有限公司官網

新概念！
家庭必備保健好物「健康箱」

家裡除了「急救箱」，你還需要一個「健康箱」！
為自己跟家人預備常用的健康食品，例如綜合維他命、B群、
維他命C、葉黃素、葡萄糖胺等等，放在箱子內方便找、方便
收納，從日常生活中就開始投資健康。家庭健康箱的保健食品時，
可參考以下三點特別補充：

Tip 1　選擇人體無法自行生成的營養素
例如 維生素 A、C、E、B1、B2、B6、
葉酸、鉀、鈣、鐵、鋅、鎂。

Tip 2　選擇急救常見不適狀況的營養素，
例如疲累、嘴破、壓力大時，可以補充
維他命 B 群。

Tip 3　選擇需要長期補充的營養素
例如葉黃素、膠原蛋白等。

愛生活 003

趕走疼痛

中西醫學＋運動復健＋飲食調理三方聯手，不用吃藥、打針、免貼藥布，每
天只需 5 分鐘簡單按摩、伸展、矯正姿勢，全身各處疼痛輕鬆解決

作　　者─華人健康網編輯團隊
美術設計─徐思文
主　　編─林憶純
責任編輯─林謹瓊
行銷企劃─塗幸儀
董 事 長・總 經 理─趙政岷
第五編輯部總監─梁芳春

出 版 者─時報文化出版企業股份有限公司
　　　　　10803 台北市和平西路三段 240 號 7 樓
　　　　　發行專線─（02）2306-6842
　　　　　讀者服務專線─ 0800-231-705、（02）2304-7103
　　　　　讀者服務傳真─（02）2304-6858
　　　　　郵撥─ 19344724 時報文化出版公司
　　　　　信箱─台北郵政 79 ～ 99 信箱
時報悅讀網─ www.readingtimes.com.tw
電子郵箱─ history@readingtimes.com.tw

法律顧問─理律法律事務所　陳長文律師、李念祖律師

印刷─詠豐印刷股份有限公司
初版一刷─ 2015 年 9 月
定價─新台幣 280 元

特別感謝 正光製藥有限公司

國家圖書館出版品預行編目 (CIP) 資料

　趕走疼痛：中、西醫學＋運動復健＋飲食調理三方
聯手，不用吃藥、打針、免貼藥布，每天只需 5 分
鐘簡單按摩、伸展、矯正姿勢，全身各處疼痛輕鬆
解決 / 華人健康網編輯團隊作.
　　 -- 初版. -- 臺北市：時報文化, 2015.09
　　 184 面 ; 17 × 23 公分. --（愛生活 ; 3）
　ISBN 978-957-13-6381-3（平裝）
　1. 疼痛 2. 健康法
　415.942　　　　　　　　　　 104016289